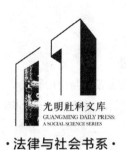

光明社科文库
GUANGMING DAILY PRESS:
A SOCIAL SCIENCE SERIES

·法律与社会书系·

老龄化背景下的
长期照护服务需求与使用研究

王一笑｜著

光明日报出版社

图书在版编目（CIP）数据

老龄化背景下的长期照护服务需求与使用研究 / 王
一笑著. -- 北京：光明日报出版社，2025.4. -- ISBN
978 - 7 - 5194 - 8626 - 6

Ⅰ. R473.59

中国国家版本馆 CIP 数据核字第 2025LN4863 号

老龄化背景下的长期照护服务需求与使用研究

**LAOLINGHUA BEIJING XIA DE CHANGQI ZHAOHU FUWU XUQIU YU
SHIYONG YANJIU**

著　　者：王一笑			
责任编辑：许　怡		责任校对：王　娟　李学敏	
封面设计：中联华文		责任印制：曹　净	

出版发行：光明日报出版社

地　　址：北京市西城区永安路 106 号，100050

电　　话：010-63169890（咨询），010-63131930（邮购）

传　　真：010-63131930

网　　址：http://book.gmw.cn

E - mail：gmrbcbs@gmw.cn

法律顾问：北京市兰台律师事务所龚柳方律师

印　　刷：三河市华东印刷有限公司

装　　订：三河市华东印刷有限公司

本书如有破损、缺页、装订错误，请与本社联系调换，电话：010-63131930

开　　本：170mm×240mm

字　　数：204 千字　　　　　　　印　　张：13.5

版　　次：2025 年 4 月第 1 版　　　印　　次：2025 年 4 月第 1 次印刷

书　　号：ISBN 978 - 7 - 5194 - 8626 - 6

定　　价：85.00 元

序

从本科阶段起，我便专注于中国长期照护服务。研究生阶段，我分析了长期照护服务的需求，博士阶段则深入探讨了长期照护服务的使用。入职中央民族大学后，我继续探索长期照护服务与医疗服务之间的关系。这本书凝聚了我10年的心血，聚焦于中国老龄化背景下长期照护服务的需求与使用，系统地讨论了照护需求的特征、服务现状及其影响因素，并深入分析了不同类型照护服务之间的关系。结合国际视野与中国的实际情况，书中基于压力缓冲模型、格罗斯曼健康需求模型等理论，通过实证分析揭示了未满足需求的原因，系统呈现了家庭照护对老年人健康轨迹的影响，并细致探讨了家庭照护、社区照护与机构照护的作用及其相互关系。特别地，书中还着重分析了长期照护服务与医疗服务之间的紧密联系。全书不仅拓展了老龄化研究的深度与广度，也为中国长期照护服务政策的优化提供了科学依据，提出了解决老龄化挑战的可行路径，并为构建高效、可持续的照护体系提供了有力支持。

在这10年的学术旅程中，我有幸得到许多人的支持与帮助，包括我的导师、朋友以及家人。在此，我要特别感谢我的博士导师杨维教授。她在研究思路、实证方法、学术写作与论文发表等方面给予我无私的指导与无尽的支持。若无她的耐心教诲与悉心栽培，我无法走到今天这一步。她是我学术道路上的明灯，指引我脚踏实地、稳步前行。

同时，我也深深感激那些一直陪伴和鼓励我的朋友。感谢刘璞、祝子萌、潘海怡、张思远、吴佳玮、胡秀钏、孙照彰以及所有支持我的人们。感谢你们在这些年给予我无私的理解和帮助，衷心祝愿你们身体健康，万事如意。

　　我由衷感激我的家人，他们始终是我求学道路上最坚强的后盾。外公王少石与外婆王侠给予我无尽的爱与支持。外公作为一位治学严谨的学者，以非凡的热情与毅力投身学术研究，他的精神深深感染了我，使我在面对挑战时学会了坚韧不拔、勇往直前。我的父亲王四清与母亲王雯始终给予我坚定的支持与无私的关爱，尤其是母亲，自我年幼起，便以其高远的思想境界与深沉细腻的母爱滋养着我的成长。在我于伦敦求学的四年间，她用心记录我留学生活的点滴，字里行间，每一句话、每一段文字，皆饱含她深深的爱与无尽的牵挂。我衷心祝愿他们身体健康、生活幸福。最后，我要特别感谢王鸿霄先生。在我日夜奋笔写作的日子里，他始终默默陪伴与守护，给予我源源不断的勇气、鼓励与爱。

　　此书献给我的外公外婆和父亲母亲。

王一笑
2024 年 11 月 16 日深夜

目 录
CONTENTS

第一章

绪 论

近年来，全球人口结构正在经历一场前所未有的转变。随着出生率的持续下降和寿命的延长，人口老龄化已成为全球社会共同面对的现实挑战。从发达国家到发展中国家，越来越多的社会正在迅速进入老龄化阶段，老年人口的比例逐年增加。老龄化不仅给各国的经济、社会保障体系和公共服务带来了巨大压力，更对医疗保健和长期照护服务领域提出了迫切的需求。各国纷纷开始采取措施，调整政策以应对这一趋势。然而，不同国家和地区在人口老龄化进程中的特点各异，所面临的挑战和应对策略也有着显著差异。

在全球老龄化背景下，长期照护服务逐渐成为一个全球性的重要议题。随着越来越多的老年人口进入高龄阶段，慢性病、失能和认知障碍等健康问题的增加，导致对长期照护服务的需求日益增长。长期照护服务不仅是满足失能人群日常生活和医疗护理需求的服务体系，还涵盖了家庭、社区和社会层面的支持网络。因此，长期照护服务的需求已经不仅仅局限于某一国家或某一特定群体，而是全球范围内的共同挑战。

本章将围绕全球人口老龄化背景下的长期照护服务需求展开探讨，首先分析全球老龄化现状、原因及其特点；然后对长期照护服务的定义、分类、特点进行深入分析，厘清长期照护服务的核心内涵。这一研究不仅为理解全球长期照护服务体系的复杂性奠定了基础，也为后续中国长期照护服务政策的研究构建了框架。

第一节　全球人口老龄化

21世纪以来，全球开始步入人口老龄化社会。全球人口老龄化正在成为一个日益显著的趋势，影响着各国的社会和经济结构。在这一节中，笔者将讨论全球人口老龄化的现状、原因以及其主要特点。首先，将探讨当前全球老龄化的状况。其次，分析人口老龄化的成因，包括人口学和社会学的视角。最后，将总结全球老龄化的特征。这些讨论将为后续关于长期照护服务的需求和政策提供重要背景。

一、全球人口老龄化的现状

全球人口正步入老龄化阶段，几乎每个国家的老年人口数量与比例均在持续增加。这一现象可能成为21世纪最为重要的社会趋势之一，深刻影响着家庭结构、代际关系以及对社会保障、医疗服务等各类商品与服务的需求。根据《世界人口展望2024》，预计在未来50~60年内，全球人口将持续增长，预计到21世纪80年代中期将约为103亿人，较2024年的82亿人显著增加。在这一增长过程中，65岁及以上的人口比例将快速上升，并在未来几十年内将进一步加速。预计到2050年，全球65岁及以上人口将从2024年的近8亿增加到16亿，占全球总人口的比例也将从2024年的10%上升到16%。此外，预计到21世纪70年代末，65岁及以上的人数预计将达到22亿，超过18岁以下儿童的数量。到21世纪30年代中期，80岁及以上的人口将达到2.65亿，超过1岁及以下婴儿的数量。①

全球人口老龄化在不同地区的表现存在显著差异，这种差异深刻反映了各国经济发展阶段、社会结构、文化背景及公共政策等多重因素的综合影响。发达国家的老龄化现象通常较为成熟，65岁及以上人口的比例普遍较高，许多欧洲国家的老年人口占比已接近20%。根据联合国的统计数据，德国和意

---

① World Population Prospects 2024 [R]. New York：United Nations，2024：12.

大利的老年人口比例分别超过 20%，而日本的 65 岁及以上人口占比更是高达 28%。① 与发达国家形成鲜明对比的是，发展中国家的老龄化进程显得更加迅速且复杂。例如，自 2000 年中国 65 岁及以上人口达到 7%，进入老龄化社会以来，我国老年人口规模和比重总体呈上升趋势，人口老龄化进程加速发展，高龄化趋势日益凸显。2020 年第七次人口普查数据表明，我国 60 岁及以上老年人口数为 2.64 亿人，占总人口的 18.7%，其中 65 岁及以上人口为 1.91 亿人，占总人口的 13.5%。与 2010 年第六次全国人口普查相比，60 岁及以上人口的比重上升 5.44 个百分点，65 岁及以上人口的比重上升 4.63 个百分点。② 在亚洲其他国家中，如印度的老龄化程度相对较低，但随着经济发展和医疗条件的改善，其老龄化速度也在加快。联合国预测，预计到 2050 年，印度 65 岁及以上的人口将达到 3.5 亿，这一增长速度将对社会经济产生深远影响。类似地，东南亚国家如泰国和越南也在经历类似的老龄化过程。与上述地区相比，非洲的老龄化现象较慢。根据联合国的统计数据，目前非洲 65 岁及以上老年人口占比仅为 3%。然而，预计到 2050 年，这一比例将增加至 5%。尽管目前非洲的老年人口比例较低，但随着经济发展和公共卫生条件的改善，老龄化趋势也将不可避免地影响到该地区的社会结构和服务需求。③ 因此，尽管人口老龄化在各国存在差异，但这是各国都会面临的挑战，政府和社会各界需要认真研究并制定相应的政策，以有效应对人口结构的变化，实现社会的可持续发展。

二、全球人口老龄化的原因

全球人口老龄化背后的原因复杂而多样，主要可以分为人口因素和社会因素两方面，其中人口因素主要是生育率下降、死亡率下降、平均预期寿命的延长；社会因素包括经济发展、社会结构变迁、性别角色转变、家庭形态的变化、社会价值观的转型以及国家政策的推动等。

---

① World Population Prospects 2024 ［R］. New York：United Nations，2024：12.

② 杜鹏. 中国人口老龄化现状与社会保障体系发展 ［J］. 社会保障评论，2023，7（2）：31-47.

③ World Population Prospects 2024 ［R］. New York：United Nations，2024：12.

（一）人口因素

人口学家通常使用"总和生育率"（total fertility rate，TFR）作为描述和分析生育水平的核心指标。TFR 是指某个特定时期（如某一年）内，15 至 49 岁育龄妇女的分年龄生育率之和，用以衡量女性在整个育龄期间平均生育子女的数量。人口学界将 2.1 的总和生育率视为世代更替的标准，即在无移民情况下，该生育水平可使人口保持平稳。根据《世界人口展望 2024》报告，全球 TFR 呈现出显著的下降趋势，自 1990 年的 3.31 下降至 2024 年的 2.25。① 这表明全球范围内，育龄妇女的生育行为发生了深刻变化，尤其是在发达国家，生育率普遍低于 2.1，甚至出现超低生育率现象，这意味着这些国家的自然人口增长已停滞或出现负增长。欧洲的多个国家，如意大利、西班牙，以及亚洲的韩国的 TFR 长期低于 1.4，这些国家面临的超低生育率进一步加剧了人口老龄化问题。与此同时，在一些发展中国家，尽管生育率仍高于全球平均水平，但也呈现出显著下降。例如，中国的生育率自 1990 年以来从约 2.5 下降到 2024 年的 1.3 左右，而印度和印尼等国的生育率尽管仍较高，但也开始逐步下降。据预测，未来全球的生育率下降问题依然存在且会持续加剧。② 到 21 世纪末，世界人口负增长的趋势将会十分明显。根据联合国人口发展司数据，未来世界人口总量的增速将逐渐减慢。世界人口总量将在 2087 年左右出现负增长，发达地区人口总量将在 2021—2035 年出现间歇性负增长，在 2036—2050 年出现加速负增长，欠发达地区将于 2090 年左右开始出现人口负增长。

全球生育率的持续下降是导致人口老龄化加速的主要驱动因素之一。当生育率低于世代更替水平，出生人口无法替代上一代，年轻人口的减少使社会的年龄结构逐渐倾向老龄化。低生育率减少了未成年人在总人口中的比例，老年人口在总人口中的比例则更为突出，且随着寿命延长，老年人口的比例不断增加，从而加速了人口老龄化进程。

死亡率和人口预期寿命的变化是全球人口老龄化加剧的重要驱动因素。

---

① World Population Prospects 2024 [R]. New York: United Nations, 2024: 13.
② 和明杰. 中国与世界人口老龄化进程及展望对比研究 [J]. 老龄科学研究, 2023, 11 (12)：36-51.

根据《世界人口展望 2024》报告，全球死亡率在过去几十年间整体呈下降趋势，2024 年的粗死亡率为 7.3‰，与 20 世纪 90 年代相比，死亡率总体有所下降，老年人口的死亡率也在不断下降。这一趋势反映了全球健康水平的提高以及医疗条件的改善。同时，2024 年全球平均预期寿命为 73.4 岁，相较于 1990 年的 64 岁有了显著提高，预计到 2050 年将增至 77.4 岁。① 这一变化表明，越来越多的人能够享有更长的生命，这直接影响了人口结构的演变。在发达国家，老年人口死亡率相对较低且稳定。得益于完善的医疗保健体系、先进的医疗技术以及健康的生活方式，许多发达国家的老年人口在 65 岁及以上阶段的生存状况明显改善。例如，在日本、德国和瑞士等国家，慢性病如心血管疾病和癌症等的管理得到了很好的控制，使得老年人死亡率保持在较低水平。此外，这些国家在老年护理方面也建立了完善的社会保障体系，确保老年人能够获得持续的医疗护理和社会支持。这种低死亡率的趋势与这些国家较长的预期寿命相对应，根据报告，日本 2024 年的平均预期寿命已达到 84 岁以上，是全球最高的国家之一。在一些发展中国家，如中国和巴西，虽然老年人口的死亡率高于发达国家，但在过去几十年中经历了快速的经济增长，同时加强了医疗设施和公共卫生服务，这使得老年人的健康状况有所改善，死亡率逐步降低。②

老年人口死亡率和平均预期寿命的变化对全球人口老龄化具有深远的影响。当老年人口死亡率下降、预期寿命延长时，老年人口的数量自然会增加，这将导致社会年龄结构的显著变化。预期寿命的延长意味着更多的人将进入老年阶段，进一步加剧了人口老龄化的压力。与此同时，随着生育率持续低于更替水平（2.1 个子女），每一代人出生的年轻人口不足以替代上一代人，人口结构中的老年人口比例不断上升。比如，在日本，65 岁及以上老年人口占总人口的比例已经达到 28% 以上，这一比例预计将继续上升，也将进一步加重社会经济和医疗保障系统的负担。

（二）社会因素

全球人口老龄化的加剧是由一系列紧密相关的社会因素共同推动的，特

---

① World Population Prospects 2024 ［R］. New York：United Nations，2024：13.
② World Population Prospects 2024 ［R］. New York：United Nations，2024：13.

别是在发达国家中表现得尤为显著。经济发展、女性社会地位的提升、家庭结构的变化、社会文化价值观的转变以及教育和医疗的进步,都通过不同的路径对生育率和预期寿命产生了深远的影响。这些因素共同作用,导致了年轻人口数量的减少和老年人口比例的上升,从而加剧了全球范围内的老龄化进程。

第一,经济发展和城市化是推动人口老龄化的核心社会因素之一。随着国家经济的快速发展,人们的生活水平显著提高,医疗技术、公共卫生和生活环境的改善使得老年人口的预期寿命大幅延长。与此同时,城市化进程加速了农村人口向城市的迁移,尤其是在年青一代中。这种迁移不仅增加了城市的经济压力,也改变了家庭结构,导致年轻人推迟婚育或选择不生育。城市生活的高成本、快节奏以及住房等现实问题,使得生育孩子的负担变得更为沉重,进而导致了生育率的下降。例如,在日本和德国等国家,高昂的生活费用以及育儿成本,使得年轻夫妇的生育意愿普遍较低,许多家庭选择只生育一个孩子甚至不生育,这直接导致年轻人口数量下降,老年人口比例相对上升。

第二,女性社会地位的提高极大地改变了生育行为模式。随着女性在教育、就业和社会参与方面的机会增加,生育不再是她们的首要任务。在发达国家,女性的职业发展和个人价值实现越来越受到重视,许多女性选择推迟结婚和生育,甚至将个人事业优先于家庭。例如,在瑞典和法国,女性受教育年限的延长和劳动市场的广泛参与使得女性的生育行为更加自主化。这一社会现象减少了生育率,进一步减少了年轻人口的数量,从而加剧了人口老龄化的速度。随着越来越多的女性推迟或减少生育,老年人口在整个社会结构中的比例迅速增加。

第三,家庭结构的变化同样是老龄化加剧的重要因素。随着现代社会的发展,传统的大家庭结构逐渐解体,小型化的核心家庭甚至单人家庭成为主流。在发达国家,离婚率上升、同居关系增加以及单亲家庭的普遍化,都使得家庭生育的意愿和能力受到削弱。许多年轻人选择与父母同住或单身生活,这在一定程度上延迟了他们的婚育时间。此外,随着家庭成员间的代际支持减少,传统的大家庭网络逐渐瓦解,生育不再是维持家庭结构的核心功能。

例如，在日本，快速的城市化和家庭结构的变化使得核心家庭成为主流，这不仅影响了生育率，也加重了老龄化问题。

第四，社会文化价值观的转变也是影响人口老龄化的关键因素。在过去的几十年里，特别是在西方国家，个人主义和自我实现的理念逐渐取代了传统的集体主义和家庭导向的社会观念。年轻人更加注重个人的职业发展、生活质量以及自由选择，而生育和家庭责任不再被视为个人生活的核心目标。比如，在德国和北欧国家，社会对婚姻和生育的重视程度有所降低，越来越多的年轻人选择不婚或推迟婚育。这种文化价值观的转变在很大程度上影响了生育行为，导致年青一代的人口增长不足，老年人口占比上升，从而使得人口老龄化加速。

第五，移民政策和人口流动的变化也是老龄化问题加剧的社会因素之一。许多发达国家通过吸引年轻劳动力以缓解人口老龄化的压力。然而，近年来，移民政策趋紧，移民流入减少，劳动力市场供需失衡，老龄化问题越发严峻。以德国为例，该国在 20 世纪 70 年代吸引了大量外籍劳动力，这在一定程度上缓解了劳动力不足的问题。然而，随着移民政策的调整和全球移民潮的变化，德国的年轻移民数量逐渐减少，老龄化问题再度凸显。

第六，医疗卫生和公共健康水平的提升直接影响了预期寿命的延长，特别是在发达国家，这一因素与老年人口死亡率的下降密切相关。现代医疗技术的进步使得对许多慢性疾病的治疗和管理更加有效，特别是心血管疾病、癌症等老年病得到了良好的控制，老年人口的寿命得以延长。例如，在日本和瑞士等国家，健全的医疗体系保障了老年人口能够获得高质量的医疗服务，使得预期寿命不断延长。这一现象意味着越来越多的人将进入老年阶段，而年轻人口相对不足，老年人在总人口中的比例迅速增加，导致了老龄化问题的加剧。

第七，教育水平的提高也间接加剧了人口老龄化趋势。在很多国家，随着教育资源的普及和提高，年轻人进入社会的时间普遍推迟，这不仅影响了他们的职业发展和经济状况，也延迟了他们的婚育计划。例如，许多年轻人选择在 30 岁以后才考虑结婚生子，这一现象在美国等西方国家尤为普遍。延迟婚育的直接后果是生育率的下降，年轻人口的减少，而预期寿命的延长则进一步扩大了老年人口的比例。

三、全球人口老龄化的特点

全球人口老龄化的特点是多层次且复杂的。老年人口的迅速增长、老龄化进程的全球不均衡、超老龄化社会的出现、预期寿命的延长以及性别差异的加剧构成了当前老龄化现象的主要特征。

其一，老年人口的迅速增长是全球人口老龄化的一个突出特征。《世界人口展望2024》显示，到2050年，全球65岁及以上的人口预计将占到总人口的16%，这约有16亿人。与此相比，2000年这一比例仅为6%。这样的增长速度反映了全球范围内老年人口的急剧增加，特别是在一些发达国家和部分发展中国家，如日本和意大利等国家，老年人口比例已经超过了总人口的1/4。与此同时，许多发展中国家也逐渐进入了快速老龄化的阶段，尽管它们的老龄化进程晚于发达国家，但其老龄人口的增长速度更为迅速。例如，中国的65岁及以上人口预计在2030年将占总人口的20%左右，这一增速在全球范围内显得尤为突出。

其二，老龄化进程的全球不均衡性也是重要的特征之一。发达国家较早经历了工业化和医疗技术的进步，老龄化进程早且持续时间较长，而发展中国家则在较晚的时间内开始了人口老龄化。虽然发展中国家起步较晚，但由于人口基数庞大，老年人口的增加速度极其迅速。根据2024年联合国的数据，到2050年，超过2/3的老年人口将生活在发展中国家。[①] 这些国家的社会保障体系和医疗设施相对较为薄弱，面对迅速增长的老年人口往往准备不足，资源分配也显得更加紧张。这种不均衡的发展使得各国应对老龄化的政策和措施呈现出显著的差异化。

其三，超老龄化社会的出现是全球老龄化的另一个关键特征。超老龄化社会指的是65岁及以上人口占总人口20%以上的国家或地区。随着老龄化进程的加剧，这类国家的数量正在增加。根据《世界人口展望2024》的预测，日本、德国和意大利等国家早已进入超老龄化阶段，而韩国、法国等国家也

---

① World Population Prospects 2024 [R]. New York: United Nations, 2024: 14.

将在未来 10 年内成为超老龄化社会。超老龄化社会的出现标志着这些国家的社会经济结构正在经历重大转型，老年人口的大量增加意味着国家必须面对养老、医疗、社会福利等方面的巨大挑战。

其四，人口高龄化是全球老龄化的另一个显著特征。人口学家通常以 80 岁及以上高龄人口占 60 岁及以上老年人口百分比来反映老龄化过程中的高龄化特征。有学者指出，2000—2020 年，世界高龄人口占比从 11.83% 提高到 14.31%。这是由预期寿命和健康预期寿命的延长造成的。根据《世界人口展望 2024》的数据，全球平均预期寿命从 1990 年的 64 岁增加到了 2024 年的 73.4 岁，预计到 2050 年将达到 77.4 岁。随着年龄的增长及生活方式、基因和环境等因素的影响，高血压、糖尿病、心血管疾病、关节炎和呼吸系统疾病等慢性病逐渐增多，这些病症通常在老年人中长期存在并不断加重。慢性病的长期影响可能会导致身体机能的逐步退化，逐渐导致不同程度的失能，也可能发展为失智。特别是阿尔茨海默病等认知障碍疾病的发生率也显著增加，这不仅使得患者的日常生活难以自理，更给家庭和社会带来沉重的照护压力和经济负担。因此，随着失能、失智的逐层递进，老年人对医疗和长期照护服务的需求愈加迫切且复杂。他们不仅需要药物治疗，还需要日常生活中的照料、健康管理、心理支持和社会参与。各国纷纷加强医疗和长期照护服务体系建设，以应对逐层递进的老年健康需求，发展养老设施、社区照护和家庭照护服务。面对日益增长的长期照护服务需求，如何在经济和社会政策上进行有效支持，已成为全球性的重要议题。

其五，与此相关的另一个重要现象是性别差异的加剧。全球老年人口中，女性的比例明显高于男性，尤其是在高龄人群中。这一性别差异主要是由于女性的平均预期寿命普遍高于男性。《世界人口展望 2024》报告指出，80 岁及以上的老年人口中，女性人数显著多于男性。[①] 例如，在日本、德国和法国等国家，80 岁及以上老年女性的数量几乎是男性的两倍。这种性别差异加剧了老龄化社会中的老年人独居现象，特别是在高龄阶段，女性往往面临更大的经济和健康压力。性别结构的不平衡进一步加深了老龄化社会的复杂性，

---

① World Population Prospects 2024 [R]. New York：United Nations，2024：14.

女性老年人口的增加也对社会服务体系提出了更高的要求。

综上所述，全球人口老龄化的特点表现为老年人口的迅速增长、进程的不均衡、超老龄化社会的出现、预期寿命的延长以及性别差异的加剧。这些现象共同构成了当前全球老龄化趋势的多维面貌，并对各国的经济、社会和文化产生了深远的影响。随着老龄化进程的继续，全球将面临更加复杂的挑战，需要从不同层面加以应对，以适应老年人口比例上升带来的长期结构性变化。

第二节 长期照护服务

随着老年人群体的不断增长，如何有效地满足他们在照护方面的需求，成为各国政府和社会各界面临的一大挑战。因此，理解长期照护服务的内涵及其分类、特点，显得尤为重要。本节首先将系统探讨长期照护服务的定义，明确其在满足老年人需求中的角色与功能。其次，将对长期照护服务的分类进行深入分析，了解不同照护模式的服务内容和优劣势。最后，将详细论述长期照护服务的多种特点，揭示其在实际操作中的复杂性和多样性。这一系列的讨论不仅有助于构建长期照护服务的理论框架，还为未来政策的制定和实践提供重要依据。对长期照护服务的全面认识有助于更好地把握其在社会中的地位与作用。

一、长期照护服务的定义

伴随着全球人口老龄化的进程加速，慢性病、失能及失智现象日益普遍。随着人类寿命的延长和慢性病发病率的上升，越来越多的老年人逐渐丧失日常生活的自我照顾能力，不得不依赖他人协助以维持生活质量和尊严。在这种背景下，长期照护服务的需求不断上升，长期照护服务的概念也随之在全球范围内得到广泛关注与认同。长期照护服务（long-term care，LTC）的核心是针对那些由于慢性病、失能、失智等而难以独立生活的个体提供的持续的日常生活支持，以帮助他们维持生活质量、延缓病情进展并增强其自尊感。① 长期照护服务的内容主要涉及四个关键领域：一是辅助无法完成基本日常生活活动（activity of daily living，ADL）的老年人；二是帮助需要工具性日常生活活动（instrumental activity of daily living，IADL）协助的个体；三是为失智患者提供专门的支持；四是为患有慢性病的群体提供针对性的健康管理。通过围绕这四大领域提供的专业性支持，长期照护服务旨在为这些依赖性较强的群体提供多层次的综合照护服务。

长期照护服务的第一个关键领域是基本日常生活活动，指的是人们为维持日常生存而进行的基础生活活动。这些活动用于描述个体在日常生活中满足基本生理需求的能力。ADL 涵盖了进食、穿衣、洗浴、移动、如厕和排泄控制等一系列行为。② ADL 活动的完成情况反映出个体在自我照顾方面的能力，而 ADL 能力的丧失则意味着个体在日常生活的最基本方面也需要他人协助，无法完全依靠自己独立生活。进食能力体现了一个人是否可以独立完成整个进餐过程，无须他人协助；穿衣能力则包括了是否可以顺利完成穿脱衣物的全过程，包括自主使用纽扣、拉链等日常衣物的细节操作；洗浴能力则指一个人能否独立完成沐浴并安全出入浴室；移动能力涵盖了上下床、从坐到站以及在家中自由行走的能力；如厕方面的能力包括独立进入卫生间、完成清洁动作等；排泄控制则是指能够有效管理大小便，维持卫生和自尊。这些 ADL 能力的下降通常意味着老年人在日常生活中需要更为频繁的帮助，也显著影响了他们的生活质量和自尊。因此，ADL 能力评估在长期照护服务中占有重要位置，通常是制订个性化照护计划的第一步。长期照护服务根据 ADL 评估结果，为个体提供量身定制的支持，以确保他们在日常生活中尽可能保有自理能力和生活独立性。

第二个关键领域是工具性日常生活活动。IADL 活动通常涉及一些复杂的生活活动，尽管并非生存必需，但对于保持个人独立生活的能力至关重要。

---

① COSTA-FONT J. Reforming Long-Term Care in Europe [M]. Oxford：Wiley-Blackwell, 2011：21.

② KATZ S, DOWNS T D, CASH H R, et al. Progress in Development of the Index of ADL [J]. The Gerontologist, 1970, 10（1）：20-30.

IADL 活动主要包括家务劳动、餐饮准备、购物、理财、使用交通工具和服药管理等内容。[①] 家务劳动的能力是指个体能否完成基本的家居清洁和维护任务，例如，打扫、洗衣等，以确保居住环境的整洁和安全；餐饮准备能力不仅涉及烹饪的技能，还包括对营养知识的基本认知，能否为自己准备营养均衡的餐食；购物能力体现在个体是否能够独立完成采购所需物品的任务；理财能力则包括支付账单、规划日常开销等基本财务管理；使用交通工具的能力反映了个体在更大范围内的活动自由性，也对老年人的社交活动频率和生活质量产生重要影响；对许多患有慢性病的老人来说，服药管理尤为关键，能否按时合理服药是健康管理的重要环节。IADL 能力在很大程度上决定了个体能否在复杂的社会环境中保持独立，即便在 ADL 能力较高的情况下，若 IADL 方面能力不足，也会影响他们的生活质量和自我效能。因此，在长期照护服务中，IADL 评估结果同样重要，帮助照护人员根据评估结果制定更全面的支持措施，以确保个体在身体功能下降的情况下仍能享有较高的生活质量。

在长期照护服务需求中，失智患者是一个需要特别关注的群体。失智症，尤其是阿尔茨海默病等神经退行性疾病，是当前老龄化社会中的主要健康问题之一。失智症患者由于记忆、认知、判断等功能逐渐丧失，往往难以完成 ADL 和 IADL 活动，且随着病情加重，逐渐从有限的协助需求演变到全面依赖他人照护的状态。失智症的特征通常包括认知混乱、记忆丧失、语言障碍和情绪波动等，严重影响患者的生活能力和日常安全。该功能通常由简易精神状态检查（mini-mental state examination，MMSE）测量完成。MMSE 是一种常用的认知功能评估工具，用于评估个体的认知功能状态，尤其是老年人和患有认知障碍的人群。MMSE 经过多次修改和改进，成为目前临床和研究中最常用的认知功能评估工具之一。[②] MMSE 主要包括以下几方面的评估内容：（1）定向力，包括对时间（日期、星期、月份、年份）、地点（当前位置、医院、城市）和人（自己的名字、检查者的名字）的认知；（2）注册，包括

---

① LAWTON M P, BRODY E M. Assessment of Oder People: Self-Maintaining and Instrumental Activities of Daily Living [J]. The Gerontologist, 1969, 9 (3): 179-186.

② FOLSTEIN M F, FOLSTEIN S E, MCHUGH P R. "Mini-Mental state". A Practical Method for Grading the Cognitive State of Patients for the Clinician [J]. Journal of Psychiatric Research, 1975, 12 (3): 189-198.

给被评估者念出三个物品并要求其记住，然后在后续的记忆阶段进行提取；（3）注意和计算，包括数数、逆向计数、序列重复等任务，以评估注意力和计算能力；（4）记忆，包括要求被评估者回忆之前注册阶段中提出的三个物品；（5）语言，包括命名物品、重复语句、阅读和执行指令、书写等任务；（6）复述，包括要求被评估者在提供提示的情况下再次尝试回忆注册阶段中提出的三个物品。MMSE 的总分为 30 分，评分越高表示认知功能状态越好。一般来说，得分低于 24 分可能提示认知功能异常，需要进一步的评估和治疗。对失智患者而言，长期照护服务不仅要满足其生理需求，还需要在情感和心理方面提供支持。由于认知功能逐步退化，失智患者容易产生焦虑、不安和孤独感，需要在日常照护中给予足够的情感关怀。长期照护服务的工作人员通常会接受失智照护的专业培训，以便应对失智患者的行为和情绪变化。通过建立信任关系，照护人员能够更有效地管理失智患者的日常需求，确保他们在一个安全、熟悉的环境中生活。长期照护服务的角色不仅是帮助患者完成生活活动，还包括缓解其情绪上的焦虑和不安，维持其心理的安稳。对失智患者的照护服务要求照护人员具备更高的应对能力和更强的情感支持，以帮助患者在尊严和关爱中度过生活的每一天。

慢性病患者也是长期照护服务的重要对象。心血管疾病、糖尿病、慢性呼吸系统疾病等慢性病是导致老年人失能的主要原因之一。随着年龄的增长，许多慢性病患者会出现多病共存的情况，导致其照护需求更加复杂。对慢性病患者而言，长期照护服务不仅是协助 ADL 和 IADL，还需要在健康管理方面提供额外支持。健康监测是慢性病管理的一个重要部分，例如，记录血压、血糖、体重等健康指标，确保患者病情稳定；此外，慢性病患者在饮食和运动方面需要得到特别照护。例如，糖尿病患者的饮食控制极为重要，高血压患者则需要避免高盐和高脂饮食。长期照护服务针对这些健康管理需求，为慢性病患者提供定期监测、营养支持和运动指导，以帮助他们延缓病情进展并提高生活质量。长期照护服务不仅协助慢性病患者在生活上保持一定独立性，还通过个性化健康管理提升他们的健康意识，从而在一定程度上增强其自我管理能力。

在长期照护服务的实践中，ADL、IADL、失智和慢性病四个领域的评估共同决定了照护内容的方向和强度。ADL 评估反映了个体在自理方面的基本需求，IADL 评估揭示了个体能否在复杂的生活环境中保持独立性；失智患者的评估则侧重于认知和情绪支持，慢性病患者的评估则要求对其健康管理需求有充分的了解。长期照护服务的目标不仅是为老年人提供日常生活中的协助，满足他们的基础需求，更是通过关注这四个关键领域，为他们提供一个兼顾身体、情感和社会关系的全面支持系统。长期照护服务中的照护人员，不仅要提供基本生活协助，还需要具备一定的健康管理能力和心理支持技巧，以应对不同个体的多层次需求。

长期照护服务的意义在于为那些因年龄或健康问题而难以独立生活的个体提供高质量的支持，使其在获得基本生活支持的同时保持生活的自尊和幸福感。ADL、IADL、失智和慢性病领域的综合性支持，使长期照护服务不仅仅是对日常生活活动的协助，更是一种全方位的生活保障体系。通过在这四个关键领域中有针对性的支持，长期照护服务为个体营造了一个安全、尊重和支持的生活环境，为日益增多的老年人和患病人群提供了有力的社会保障和关怀。在老龄化社会的背景下，长期照护服务的重要性日益显著，其最终目标是帮助个体延续生活的独立性，提升其生活质量，让他们在获得悉心照护的过程中仍然拥有尊严与幸福。

二、长期照护服务的分类

长期照护服务的分类是理解和实施照护服务的关键环节。根据照护的地点和提供方式，长期照护服务主要可以分为三大类：家庭照护、社区照护和机构照护。每种照护类型都有其独有的特点、优势和局限性，并且适用于不同的照护需求和个体情况。以下将详细探讨这三种长期照护服务类型及其相应的服务内容、优点及局限性。

（一）机构照护

机构照护是一种为失能、失智和慢性病患者提供的专业照护模式，通常在养老院、护理院、疗养院等专业机构中进行。不同于家庭照护和社区照护，机构照护将老年人集中于特定的设施内，由经过专业培训的照护人员提供全面、系统的照护服务。这种模式不仅满足老年人的基本生活需求，还注重提供医疗护理、康复训练、心理支持及社交机会，确保他们在安全、舒适的环境中度过晚年。

机构照护的服务内容十分丰富，包括日常生活照护、医疗护理、康复服务、社交活动和心理支持等。日常生活照护方面，机构为老年人提供穿衣、洗漱、用餐、如厕等基本支持，护理人员会协助他们完成这些活动，确保其生理需求得到满足。此外，机构会根据老年人的营养需求制订饮食计划，保障他们摄入足够的营养。一些重度失能或失智的老年人还会接受专业护理，帮助他们保持身体机能，预防相关并发症的发生。

在医疗护理方面，机构通常配备专业的医疗团队，包括医生、护士和药剂师，负责健康监测、慢性病管理和急救处理。定期健康检查是机构照护的基本服务之一，有助于及时发现和干预老年人的健康问题。例如，某养老院安排医生每周例行检查，监测老年人的血压、血糖等指标，并根据检查结果进行调整。这种医疗支持确保了老年人的健康安全，能够提前发现潜在的健康问题。

机构照护还提供专业的康复服务。对于经历过手术或长期卧床的老年人，康复训练有助于其恢复身体机能，提升生活质量。机构内通常配备物理治疗师和作业治疗师，制订个性化康复计划，帮助老年人进行身体锻炼，改善肢体功能。某些养老院设有康复训练室，定期开展团体康复课程，让老年人在专业人员指导下进行锻炼，提高生活自理能力。

机构照护中，社交活动和心理支持也占据着重要地位，有助于缓解老年人的孤独感和抑郁情绪。机构通常会组织各种文娱活动，如唱歌、跳舞、手工制作和棋牌比赛等，鼓励老年人积极参与。某些养老院每月举办文艺汇演，让老年人展示才艺，邀请家属和社区居民前来观赏。这类活动不仅丰富了老年人的社交生活，还促进了家庭和社区的联系。与此同时，机构也提供心理支持服务，许多老年人尤其是失能和失智患者，面临焦虑、抑郁等心理问题。机构通过专业心理咨询师提供情感支持和心理辅导，帮助老年人减轻心理负担。一些养老院会安排咨询师定期与老年人一对一谈话，帮助他们表达情感，缓解心理压力。此外，机构也会为失智患者及家属提供支持小组，分享经验和应对策略，帮助他们减轻心理负担。

机构照护的优点在于其全面的专业服务、医疗支持、社交活动和心理支持,使得老年人在日常生活中获得稳定的保障。专业化的照护服务让老年人得到全方位的照顾,尤其适合失能和失智患者,专业人员能及时识别和满足他们的需求。机构照护的设施设计通常也更符合老年人的生活需求,能够提供一个安全舒适的环境,减少事故发生的可能性。

然而,机构照护也存在一些不足之处。首先,机构照护的费用普遍较高,部分老年人及其家庭难以承担。例如,某些高端养老院的月费高达数万元,这对许多家庭构成沉重的经济负担。其次,尽管许多机构致力于提供高质量照护服务,服务质量差异却仍然存在。部分机构可能因护理人员短缺或培训不足,导致照护的质量有所下降。再次,老年人在机构中长时间被隔离于家人、朋友和熟悉的社区之外,可能会产生强烈的孤独感。特别是那些较少接触外界的老年人,可能因此感到被社会边缘化,影响心理健康。最后,某些机构中因管理不善和人手不足,老年人日常生活得不到足够的情感支持,容易产生情绪低落、无助感等负面情绪。这种隔离感对失能和失智老年人的影响尤为显著,他们本身已处于较高的心理脆弱状态,缺乏外界的支持和鼓励,可能进一步恶化身心健康。[1]

(二) 社区照护

社区照护是指在社区环境中,由专业照护人员、志愿者及社区服务机构等为失能、失智人群和慢性病患者提供的综合性照护服务。这种照护模式的核心理念是通过利用社区内的资源,为老年人提供便利、灵活的照护解决方案,以满足他们在生活、健康和社会交往等多方面的需求。相较于家庭照护和机构照护,社区照护能够在老年人熟悉的环境中实施照护,帮助他们保持相对的独立性,并提高生活质量。[2]

社区照护的服务内容丰富多样,主要包括日常生活支持、健康管理、社

① YANG W, HE A J W, FANG L J, et al. Financing Institutional Long-Term Care for the Elderly in China: A Policy Evaluation of New Models [J]. Health Policy and Planning, 2016, 31 (10): 1391-1401.

② HU B, LI B, WANG J, et al. Home and Community Care for Older People in Urban China: Receipt of Services and Sources of Payment [J]. Health and Social Care in the Community, 2020, 28 (1): 225-235.

交活动、心理支持和信息咨询等几方面。社区照护为失能、失智人群和慢性病患者提供日常生活支持，例如，个人卫生、用餐、购物和交通等方面的帮助。社区服务中心通常安排专业照护人员定期上门，为老年人提供洗澡、穿衣、用餐等基础生活服务。例如，对于一位患有轻微失能的老年人，照护人员可以在早上帮助其洗漱、穿衣，并为其准备健康的早餐。通过这样的服务，老年人能够在熟悉的环境中继续生活，享受日常生活的乐趣。

健康管理是社区照护中特别重要的一部分，尤其针对失能、失智人群和慢性病患者。社区通常设有健康中心，提供专业的护理服务，定期的健康检查和慢性病管理是其重要内容。社区可以安排护士定期上门为老年人进行血压、血糖监测，并根据健康状况提供个性化的健康管理方案。这种持续的健康监测可以及时发现潜在的健康问题，从而避免疾病的进一步恶化。例如，某个社区的护理人员定期为一位失智症患者提供健康检查和日常护理，确保其服用药物的正确性和及时性。

社交活动是社区照护不可或缺的一个组成部分。许多老年人患有孤独、抑郁等心理问题，社区照护通过组织丰富的社交活动，帮助老年人重新建立与他人的联系。社区活动中心常常组织各类兴趣小组、文娱活动和健身课程，让老年人在参与中增强社交互动。比如，某些社区定期举办健康讲座、舞蹈班或手工艺课程，老年人不仅可以学习新技能，还能结识新朋友，拓展社交圈。这种社交参与不仅能丰富老年人的生活，还能有效降低孤独感，提升心理健康。社区内的志愿者也积极参与其中，帮助组织活动，提供陪伴，营造良好的社交氛围。

心理支持在社区照护中同样至关重要，特别是对于失智和慢性病患者。许多老年人面临孤独、焦虑等心理问题，社区照护机构通常会提供心理咨询服务，帮助老年人更好地应对情感困扰。例如，一些社区中心安排专业心理咨询师为老年人提供心理辅导，帮助他们建立积极的生活态度和应对策略。通过这样的支持，许多老年人能够更好地调整心理状态，重拾生活的乐趣，增强自信心。此外，社区还会组织团体心理治疗和支持小组，让失智患者及其家庭能够互相支持，分享经验和感受，从而减轻心理负担。

信息咨询服务在社区照护中也是一个重要组成部分。社区服务中心帮助老年人及其家庭了解可用的社区资源和服务，使他们能够充分利用社区资源，获得所需的帮助。例如，许多社区会设立专门的咨询台，提供关于长期照护服务、医疗救助和老年人权益的咨询服务，使得失能、失智老年人能够在需要时得到及时的帮助和指导。

社区照护的优点十分显著。首先，社区照护提供了更高的灵活性和便捷性。老年人在熟悉的社区环境中接受照护，不仅能够维持他们的日常生活习惯，还能随时获得所需的帮助。这种灵活性使老年人在照护过程中感到更舒适，减少了他们的焦虑感。例如，一位居住在社区的失能老人可以在家中接受照护人员的服务，而无须频繁前往医院或机构，这样的安排既节省了时间，又降低了成本。

其次，社区照护能够增强老年人的独立性。相较于在机构中接受照护，社区照护使老年人能够在熟悉的环境中生活，保持自己的生活方式。这种独立性对于失能、失智和慢性病患者尤为重要，他们可以在社区的支持下，尽可能地自理生活。通过提供定期的健康检查和日常护理，社区照护帮助老年人保持身体功能，延缓疾病的进展。许多老年人能够在日常生活中保持一定的自我管理能力，从而提高他们的生活质量。

最后，社区照护还大大促进了老年人的社交互动。许多老年人面临孤独、抑郁等心理问题，社区照护通过组织丰富的社交活动，帮助老年人重新建立与他人的联系。社区活动中心常常组织各类兴趣小组、文娱活动和健身课程，让老年人在参与中增强社交互动。社区内的志愿者积极参与其中，帮助组织活动，提供陪伴，营造良好的社交氛围。这样的社交参与不仅丰富了老年人的生活，还有效降低了老年人的孤独感，提升了他们的心理健康。

尽管社区照护具有诸多优点，但在实际运作中也面临一些挑战和不足之处。服务可及性是一个关键问题。在一些偏远或经济欠发达的地区，社区照护服务的覆盖面较小，缺乏足够的专业人员和资金支持，导致老年人难以获得必要的照护服务。这使得一些老年人仍需要依赖家庭照护或其他形式的照护。服务质量的不均衡也可能影响老年人获得照护的体验。在某些社区，照护人员的培训可能不足，服务意识不强，导致老年人无法获得高质量的照护。例如，在经济尚不发达的地区，某些社区可能缺乏专业的护理人员，照护服务主要由志愿者或临时工提供，缺乏系统的专业培训和经验，这可能影响服务的有效性。

资金支持不足是社区照护面临的又一重要挑战。许多社区照护服务依赖于政府的财政拨款和社会捐赠，而这些资金往往难以稳定。如果政府在预算上削减对社区照护的支持，社区服务中心可能会面临运营困难，从而影响老年人的照护质量。照护人员的短缺也是影响服务质量的因素之一，随着老年人口的增加，社区照护的需求不断上升，但照护人员的数量没有相应增加，导致许多社区面临照护人员短缺的问题。这种短缺不仅影响到服务的及时性和有效性，也使得现有的照护人员承受了更大的工作压力，可能导致服务质量下降。

社区照护作为一种灵活而多样化的照护模式，旨在通过提供综合性服务来满足失能、失智人群和慢性病患者的需求。它在提升老年人独立性、增强社交互动、提供个性化照护和减轻家庭负担等方面发挥着重要作用。尽管在实施过程中面临资源可及性、服务质量和资金支持等方面的挑战，但通过不断优化和改进，社区照护能够为老年人提供一个更为友好的生活环境，帮助他们享受更高质量的晚年生活。

（三）家庭照护

家庭照护是指在家庭环境中，由家庭成员、亲属或朋友为失能、失智人群或慢性病患者提供日常生活支持的一种照护模式。这种照护方式是最常见的长期照护服务模式。绝大多数老年人，即使在发达国家，也会首选家庭照护。这主要是因为家庭照护不仅能够让老年人生活在熟悉的环境中，还能提供情感上的支持，增强家庭成员之间的联系。随着全球老龄化的加剧，家庭照护的重要性越发凸显，其在老年人照护中的地位也越来越显著。

家庭照护的核心目标是帮助需要照护的个体完成日常生活中的基本活动。这些活动主要包括 ADL 和 IADL。ADL 包括洗澡、穿衣、进食、如厕和移动等基本生存需求，而 IADL 则涉及更复杂的生活管理，如做饭、购物、洗衣、管理药物和交通等。例如，对于一位患有糖尿病的老年人，家庭照护者不仅需要帮助他们准备适合的饮食，还需要定期监测其血糖水平并管理其药物服用。这种综合的照护方式，能够有效地提升老年人的生活质量。

　　家庭照护者的角色至关重要。照护者通常是家庭成员，如子女、配偶或其他亲属，有时也可能是朋友。这些照护者在提供日常生活支持的同时，还肩负着重要的情感和精神支持责任。他们通过日常的陪伴与关怀，不仅满足老年人的生理需求，还能缓解他们情感上的孤独感。尤其是对于失智患者，他们可能因为病情的变化而感到迷茫和焦虑，此时，照护者的陪伴和理解变得格外重要。比如，一位照护者在日常生活照护中，不仅在基本日常活动中提供支持，维持老年人的正常生活，还会与老年人交流，帮助老年人回忆过去的事情，耐心倾听他们的心声，为他们提供安全感。在照护过程中，照护者与被照护者之间的关系往往会比较深厚。许多家庭照护者会发现，自己在照护过程中逐渐与老年人建立了深厚的情感联系。通过共同的生活经验和相互的依赖，照护者不仅成为老年人的照护者，也成为他们的朋友和支持者。例如，在一个家庭中，子女在照顾生病的父母时，会与他们一起回忆家庭往事，讲述年轻时的故事，这样的互动不仅让老年人感到被重视和关心，也为照护者提供了情感上的满足。

　　然而，家庭照护者在提供照护的同时，面临着许多挑战。首先，照护者往往缺乏专业的照护技能和知识。虽然他们出于爱心和责任心愿意提供帮助，但在面对复杂的健康问题时，往往感到力不从心。例如，家庭照护者可能不清楚如何处理突发的健康状况，或者不具备应对失智症相关行为问题的技能。这就需要社会提供更好的支持和资源，帮助照护者提高照护能力，以确保被照护者的健康和安全。

　　其次，照护者常常感到身心疲惫。照护工作通常需要长时间的投入，特别是对于失能或失智的老年人，照护者可能需要全天候提供支持。这种长期的高强度照护不仅会导致照护者的身体疲惫，还可能影响他们的心理健康。一项研究表明，许多家庭照护者感到压力、焦虑和抑郁，缺乏足够的社会支持和资源。这种疲惫感不仅降低了照护者的照护质量，也影响了他们自身的生活质量。① 因此，家庭照护的可持续性需要重视照护者的身心健康，提供必要的培训和支持。

---

　　① HU B, MA S. Receipt of Informal Care in the Chinese Older Population ［J］. Ageing and Society, 2016, 38 (4): 1-28.

最后，家庭照护可能会导致家庭关系的紧张。照护责任的分配可能引发家庭成员之间的冲突和矛盾，尤其是在不同家庭成员对照护的期望和实际能力存在差异时。例如，成年子女可能会觉得自己承担了过多的照护责任，而其他兄弟姐妹则因为工作繁忙而缺乏参与感。这种角色分配的不均衡可能会影响家庭的整体和谐。家庭照护可能还会导致照护者和被照护者之间关系的紧张。"久病床前无孝子"这一说法在此时尤为真实。长时间的照护可能让照护者感到精疲力尽，情感上也难以维持对被照护者的关怀与耐心。许多成年子女在照顾父母的过程中，往往面临着时间和精力的双重压力。他们可能需要平衡工作、家庭以及照护责任，长时间的照护会让他们感到身心疲惫，甚至产生照护疲惫症。这种疲惫感不仅影响到照护者的情绪和健康，还可能使他们对照护的态度产生消极变化。这种状况在家庭照护中有时会形成一种循环：照护者的疲惫和压力可能导致他们在与被照护者的互动中变得不耐烦，从而引发家庭成员之间的争吵和矛盾。例如，一位成年子女在长时间照顾因疾病而失能的父母时，可能会因为压力和情绪的累积，逐渐对父母的需求产生抵触情绪，甚至表现出冷漠。因此，家庭成员之间的沟通和协调显得尤为重要。

尽管家庭照护面临诸多挑战，其优势仍然显著。首先，家庭照护通常具有更低的经济成本。对许多家庭来说，照护费用是一个重要的考虑因素。家庭照护的费用主要由家庭内部承担，相较于机构照护的高额费用，家庭照护在经济上更为可行。例如，进入养老院的费用可能达到每月几千甚至上万人民币，而家庭照护的费用通常仅需满足基本的生活需求和情感支持，从而减轻了经济压力。

其次，家庭照护能够为老年人提供一个安全、舒适的生活环境。许多老年人在离开熟悉的家庭环境时，会感到焦虑和不安。家庭照护能够让老年人继续生活在熟悉的环境中，这对他们的心理健康至关重要。这种熟悉感能够提高老年人的幸福感和生活质量。例如，患有阿尔茨海默病的老年人在家中接受照护，可以在熟悉的环境中保持自己的日常生活习惯，从而减轻因改变环境而带来的不适感。

再次，家庭照护的灵活性也是其一大优势。照护者可以根据自身的时间安排和照护需求，灵活调整照护的时间和方式。这种灵活性不仅有助于照护者更好地管理照护任务，还能让老年人以更舒适的方式接受照护。比如，一位全职工作的子女可以选择在周末时为老年人安排更多的照护时间，而在工作日则可以安排其他亲属协助照护。这种灵活安排使得家庭照护更具个性化，能够更好地适应老年人的需求。

最后，家庭照护促进了家庭成员之间的亲密关系。照护过程中，家庭成员的互动增多，可以增进彼此之间的情感支持。通过共同照护老年人，家庭成员可以加深对彼此的理解和信任，从而形成更为紧密的家庭关系。许多家庭在照护老年人的过程中，发现彼此的支持和合作，使得照护工作变得更加轻松和愉快。这样的互动不仅提升了家庭的凝聚力，也让每个成员在照护过程中感受到责任感和成就感。

家庭照护在满足老年人照护需求方面发挥了不可或缺的作用。其服务内容涉及老年人的基本生活需求，同时也满足了老年人的情感需求。通过合理的角色分配和沟通，家庭照护能够有效满足老年人的需求，提高他们的生活质量，促进家庭和谐与幸福。尽管在实施过程中面临挑战，但其独特的优势使其在老年人照护中占据重要的地位。

（四）总结

在当代的长期照护服务体系中，家庭照护、社区照护和机构照护构成了互为补充的三大主要类型，各有其定位、优势和缺点。然而，即使在经济高度发达、社会福利完善的国家，长期照护服务体系中家庭照护依然占据主要地位。社区照护作为支撑家庭照护的重要环节，扮演着缓解家庭照护压力、提供适度支持的角色。机构照护虽然提供了较为全面的专业服务，但因较高的费用、心理压力等原因，通常是大家最不得已的选择。① 因此，家庭、社区和机构照护的占比和优先选择反映了长期照护服务需求与社会支持的复杂关系。

1. 家庭照护：长期照护服务的首选

家庭照护作为长期照护服务的首选模式，不仅在情感上有着天然优势，

---

① WANG Y X, WU B, YANG W. Can Formal Home and Community-Based Care Substitute Informal Care? Evidence from Chinese Longitudinal Healthy Longevity Survey [J]. BMC Geriatrics, 2024, 24 (1): 730.

更因为其在经济、灵活性等方面的优越性得到了广泛应用。家庭照护是指老年人主要依赖家庭成员提供的日常照护，通常由配偶、子女或亲属承担。即使在一些发达国家，家庭照护依然是长期照护服务体系中的主要形式。

家庭照护可以有效满足老年人对亲情和熟悉环境的依赖。在家庭中生活，老年人依然能保持生活的熟悉感和安全感，享受亲人的陪伴，这对心理健康尤为重要。对老年人来说，家庭的支持不仅能缓解他们生活中的孤独感，还能帮助他们维持情绪上的平衡，这一特点是机构照护难以实现的。从经济上来看，家庭照护的成本相对较低。由于许多长期照护服务在家庭中自行安排，不涉及机构化的专业收费项目，因此家庭照护在整体开支上比机构照护要节省得多。在欧美国家，机构照护的费用往往较高，而家庭照护的模式允许家庭成员分担责任，避免了许多直接成本支出。此外，家庭照护具有很高的灵活性，可以根据家庭成员的时间、资源进行调整。例如，家庭照护可以根据老年人的健康状况随时调整照护时间和方式，灵活应对老年人的不同需求。而这种灵活性在机构中难以实现，因为机构照护通常采取标准化的流程，不能满足所有个性化需求。

然而，尽管家庭照护具有显著优势，但其可持续性正面临挑战。现代社会的家庭结构正在缩小，尤其在许多发达国家，子女数量减少且工作压力增大，使得家庭照护的负担逐渐增加。此外，老龄化加剧带来了更多的长期照护服务需求，而家庭成员的有限数量和经济压力使得这种模式变得难以长期维持。许多家庭照护者在承担长期照护服务责任时，容易产生疲劳、焦虑甚至抑郁的情况。尤其是失智症患者的照护需求较高，会让照护者身心俱疲。长期照护服务的压力不仅影响家庭成员的身心健康，也可能对他们的职业生涯和家庭生活带来影响。因此，尽管家庭照护是首选，但在实践中仍面临不少困难，需要通过其他形式的照护来缓解这些问题。

2. 社区照护：对家庭照护的有力支持

社区照护是长期照护服务体系中的重要组成部分，旨在通过社区资源的整合，为居家老年人提供定期的辅助支持。这一模式既能有效减轻家庭照护者的压力，又能帮助老年人保持社会联系，从而提高他们的生活质量。社区照护服务的内容十分广泛，通常包括上门护理、日间照料、康复训练、心理支持、营养膳食和社交活动等，以适应不同健康状况老年人的需求。尤其是对那些仍然居住在家的失能或半失能老年人来说，社区照护提供的服务能让他们在熟悉的环境中获得所需要的帮助，同时避免了家庭成员照护疲劳的积累。例如，日间照料服务允许老年人在白天获得必要的护理和社交机会，而家庭成员则可以在这段时间得到短暂的休息。

社区照护的重要性还体现在其社会支持功能上。通过社区照护服务，老年人能够定期接触社区内的其他老年人和工作人员，从而增加他们的社交机会。许多老年人因身体健康状况而减少了出行和社交的机会，这可能导致孤独感和心理健康问题。社区照护为他们提供了一个保持社交的渠道，使他们能够在日常生活中获得情感支持和归属感。例如，许多社区会组织各种集体活动，如健康讲座、手工艺课堂、兴趣小组等，这不仅有助于提升老年人的社交频率，还能够增强他们的生活乐趣和心理健康。

社区照护还提供了一些家庭照护所无法实现的专业服务，特别是在康复和医疗方面。许多社区照护中心会配备康复师和医疗护理人员，为老年人提供专业的康复训练，帮助他们恢复或保持身体功能。在这些社区中心中，老年人可以获得医疗检查、药物管理、康复指导等服务，减轻家庭照护的负担。例如，一些社区中心会定期提供健康筛查服务，帮助老年人监测慢性病的变化情况，确保他们的健康需求得到及时关注。在未来，随着老龄化程度的进一步加深，社区照护在长期照护服务中的比重可能会不断增加，以满足更多居家老年人的需求。

3. 机构照护：最后的选择

机构照护是长期照护服务系统中的重要补充，通常作为最后的选择，为高龄、失能、失智和重病的老年人提供全面而专业的照护服务。机构照护的服务内容相当丰富，涵盖日常生活辅助、专业护理、医疗支持、康复训练和社交活动等多方面。由于机构照护具备较高的专业性，因此它能够更好地满足那些需要全天候、持续性照护的老年人需求。例如，机构照护中的护理人员通常经过专业培训，能够为失能老年人提供个性化的日常护理，包括清洁、进食、换药等。此外，机构照护中的医疗支持团队，包括医生、护士和康复治疗师等，能够为老年人提供必要的健康监测和治疗措施，确保他们的健康状况得到及时关注。

尽管机构照护在服务上具有较强的专业性和全面性，但它在长期照护服务体系中并不占据主导地位，而是作为家庭和社区照护的补充，尤其适用于那些健康状况较差、家庭无法承担照护任务的老年人。机构照护面临的一个主要问题是费用较高。在许多国家，机构照护的成本通常远高于家庭照护和社区照护，使得部分家庭难以承受这一经济负担。例如，美国的机构照护月费通常在数千美元以上，这使得许多中低收入家庭无法选择这一照护方式。此外，机构照护还需要老年人离开熟悉的家庭环境进入陌生的机构生活，这一变化对老年人尤其是失智患者的心理影响较大，可能会引发孤独感和焦虑情绪。长期居住在机构内的老年人往往因为与家庭隔离而感到失落，特别是那些习惯了家庭照护的老人，更难以适应机构的环境。

由于上述原因，机构照护通常不是老年人及其家庭的首选。在全球范围内，机构照护的比例普遍较低，多数国家的占比不超过10%。即便是在福利体系较为健全的欧洲国家，机构照护的选择率也偏低。近年来，随着老龄化的加剧，机构照护开始探索改善服务质量的方法，如在设施中引入家庭式的设计理念，以营造更加温馨的居住环境。同时，为了减少老年人与外界的隔阂，一些机构还引入了社区资源，组织老年人参加社区活动，以缓解他们的孤独感和隔离感。然而，尽管这些改进措施在一定程度上缓解了机构照护的不足，家庭照护和社区照护在长期照护服务体系中的重要地位仍然难以撼动。

总之，家庭照护、社区照护和机构照护各自扮演着不同的角色，它们相互支撑，构成了现代长期照护服务体系的基础。家庭照护是长期照护服务的核心和首选，社区照护通过多样化的支持措施弥补了家庭照护的不足，而机构照护则为那些有特殊需求的老年人提供了最后的选择。随着社会和人口结构的变化，如何有效地整合这三种照护方式，将是长期照护服务政策和实践的重点方向。

三、长期照护服务的特点

长期照护服务的特点体现在多个维度，包括个体化、持续性、跨专业协作、灵活性、文化适应性、经济性等。这些特点不仅影响了照护的质量和效果，也对照护体系的构建和发展提出了要求。

个体化是长期照护服务的重要特征。每位老年人都有其独特的生理、心理和社会需求，长期照护服务必须围绕个体的实际情况进行设计。这种个体化的照护要求照护提供者深入了解被照护者的生活背景、健康状况、家庭关系和个人偏好。例如，针对一位失能老人，照护计划可能包括个性化的饮食方案、锻炼计划和社交活动安排。只有通过个体化的照护，才能有效提高老年人的生活质量，增强他们的自主性和尊严感。

长期照护服务的持续性是其另一个重要特点。与短期医疗服务相比，长期照护服务是一个持续的、动态的过程，往往需要数月甚至数年的时间。老年人在这一过程中可能经历健康状况的波动，因此，照护服务需要具备适应性，能够随着老年人状况的变化而调整照护计划。例如，随着老年人的失能程度加重，原本设定的生活支持和社交活动可能需要重新评估和调整。持续性照护不仅有助于及时发现并解决潜在问题，也能够让照护人员与老年人建立深厚的信任关系，从而更有效地满足他们的需求。

跨专业协作是长期照护服务的另一显著特点。长期照护服务涉及多个领域的专业知识，包括医学、社会工作、心理学、营养学等。这样的多学科合作模式能够确保老年人在身体、心理和社会交往等方面都得到全面的照护。比如，针对一位失智症患者，除了医务人员提供的医疗支持外，社会工作者和心理咨询师的介入同样重要，他们可以帮助患者及其家庭应对情感困扰和社会适应问题。在这种协作模式下，各专业人员可以共享信息、互相补充，提高照护服务的质量和效果。

灵活性也是长期照护服务的重要特征之一。长期照护服务的模式可以是家庭照护、社区照护或机构照护，老年人及其家庭可以根据自身的实际情况选择最适合的照护方式。这种灵活性不仅提升了照护的可及性，也让家庭在照护过程中拥有更多的选择权和主动权。例如，一些家庭可能选择在家中进行照护，以便老年人能在熟悉的环境中生活，而另一些家庭则可能选择社区或机构照护，以获得更专业的服务。照护方式的灵活性使得老年人能够根据自身的需求和生活状况，选择最适合的照护模式，从而提高他们的生活质量。

文化适应性也是长期照护服务的重要特点之一。不同地区和文化背景的老年人对于照护的需求和期望可能存在显著差异。因此，长期照护服务在实施过程中需要充分考虑当地的文化特点，以确保服务能够被接受并有效实施。这种文化适应性不仅能提高照护服务的满意度，还能减少因文化差异引发的误解。例如，在一些文化背景中，如亚洲文化中，家庭成员的角色非常重要，因此，照护服务可能需要更多地融入家庭的参与和支持。在这样的环境下，照护服务的设计和实施必须尊重和理解当地文化和价值观。

经济性是长期照护服务中不可忽视的一项特点。尽管长期照护服务为老年人提供了必要的支持，但其费用往往较高，给家庭和社会带来了巨大的经济压力。如何在保障照护质量的前提下控制成本，成为各国在制定长期照护服务政策时必须面对的挑战。这就要求政策制定者在设计照护体系时，考虑如何实现资源的优化配置，以提供可持续的长期照护服务。例如，许多国家正在探索通过政府资金、社会保险和家庭共同承担等多元化的融资机制，来缓解长期照护服务的经济压力。

长期照护服务还具有综合性和多元化的特点。这种综合性体现在照护内容的多样化，包括日常生活支持、医疗护理、康复训练、心理支持和社会交往等多方面。老年人往往同时面临多种问题，如身体健康、心理适应和社会孤立等，长期照护服务需要整合多种服务资源，以满足老年人在不同方面的需求。例如，一些社区照护服务不仅提供基本的生活支持，还包括健康管理、社交活动和心理咨询等。这种多元化的服务能够更全面地满足老年人的需求，提升其生活质量。

长期照护服务的技术支持也在逐渐发展。随着科技的进步，许多新技术开始应用于长期照护服务中，例如，远程监测、健康管理小程序和智能家居设备等。这些技术不仅提高了照护的效率，还能够增强老年人的自主性和生活质量。比如，通过远程监测，照护人员可以实时了解老年人的健康状况，及时进行干预。这种技术的应用使得长期照护服务变得更加智能化、个性化，为老年人提供了更为便利的生活条件。

总的来说，长期照护服务的特点丰富而复杂，涉及个体化、持续性、跨专业协作、灵活性、文化适应性、经济性和技术支持等多方面。理解这些特点对于优化长期照护服务、提升老年人的生活质量、制定合理的政策至关重要。只有不断适应变化、创新服务模式，才能更好地满足老年人的需求。

第三节　总结与讨论

在本章中，笔者深入探讨了全球人口老龄化和长期照护服务这两个密切相关的重要主题。在第一节"全球人口老龄化"中，笔者分析了当前全球范围内老龄化的现状，揭示了这一现象在全球的发展趋势及其对社会的深远影响。同时，从人口学和社会学的角度探讨了造成全球人口老龄化的多种原因，包括生育率下降、寿命延长等。笔者还详细阐述了全球人口老龄化的特点，强调了老年人口增长对社会、经济和家庭结构的影响。在第二节"长期照护服务"中，笔者首先明确了长期照护服务的定义，并对其进行了分类，探讨了家庭照护、社区照护和机构照护三者之间的占比及优先选择。笔者分析了不同照护模式在满足老年人需求方面的适用性、优势及不足。接着，笔者详细讨论了长期照护服务的特点，包括其服务的多样性和复杂性，以及在不同社会文化背景下的实施差异。这些内容为理解长期照护服务在应对全球人口老龄化问题中的作用奠定了基础。通过对本章内容的总结，我们可以看到，全球人口老龄化对长期照护服务的需求不断增加，而构建有效的长期照护服务体系将是应对这一挑战的关键。理解老龄化及其相关照护问题，将为未来政策的制定和实施提供有力支持。

第二章

中国长期照护服务需求

随着全球人口老龄化的不断加剧，长期照护需求已成为全球普遍关注的重大社会议题。在这一趋势下，中国面临的长期照护挑战尤为严峻，既受到全球老龄化进程的影响，也深受其特殊的人口政策、经济发展与社会文化因素的综合作用。作为人口基数庞大且老龄化进程快速的国家，中国在长期照护需求的复杂性和多样性方面有其独特性。伴随着人口老龄化的快速推进，越来越多的老年人在功能性健康、生活自理和认知能力等方面出现衰退，失能、失智和慢性病患者等特殊人群的长期照护需求不断攀升。这些需求不仅直接影响老年人生活质量，还对社会资源的分配和公共服务体系提出了前所未有的挑战。

本章将从多维度探讨中国的长期照护需求现状及其形成原因。第一节将概述中国人口老龄化的现状，追溯其历史根源及政策演变，分析死亡率、预期寿命和生育率变化对老龄化的驱动作用，旨在为理解中国老年人口规模和需求增长提供宏观视角。第二节则聚焦中国特定群体的长期照护需求，通过对失能人群、失智人群和慢性病共病患者等群体的详细分析，揭示当前老年人照护需求的多样化特点和服务缺口。对失能老年群体的研究将着眼于其在城乡差异中的功能受限问题，失智群体的探讨则关注其认知功能衰退所导致的特殊照护需求，而慢性病共病患者的需求研究将关注健康状况的持续性影响。第三节进一步考察"未满足需求"这一关键问题。未满足的长期照护需求不仅反映出当前照护体系无法全面覆盖老年人多元需求的现实，也揭示了在服务提供、资源分配和政策支持等方面的局限性。本节将通过中国老年健康影响因素跟踪调查数据，深入探讨造成未满足需求的主要因素。这一分析将为优化长期照护政策和资源配置提供科学依据，有助于提升老年照护服务的整体有效性和公平性。

第一节　中国人口老龄化

人口老龄化是一个全球性问题，主要由死亡率的下降、预期寿命的提高、生育率的下降所驱动。[①] 中国的情况尤为特殊，这一现象不仅受到全球趋势的影响，更是深受其独特的历史、经济和社会背景的制约。本节将探讨中国人口老龄化的历史根源与政策演变，以期为理解这一复杂现象提供全面的视角。

一、死亡率的变化

中华人民共和国于 1949 年成立，这标志着一个崭新的政治体制和社会结构的开始。然而，这一历史转折的背后，是长期的战争与内战所留下的深重创伤。在经历了多年的抗日战争和国共内战后，社会动荡不安，经济发展几乎停滞，卫生条件极其恶劣，这导致了民众生存状况的严峻。1949 年时，国家的粗死亡率高达 195‰，出生时的预期寿命仅为 41 年，远低于当时全球的平均水平。[②] 这一系列数据清楚地反映了当时人们的艰难生活，尤其是在医疗和卫生条件方面的紧迫需求。在这样一种情况下，新中国的成立既是希望的开始，也是重重挑战的前奏。

新中国成立初期，面临着诸多挑战。一方面，国家的基础设施几乎瘫痪，医疗系统几乎不存在，城市和农村的卫生状况都令人担忧。流行病如疟疾、斑疹伤寒和其他传染病在农村地区肆虐，严重影响了人口的健康与生存。许多地区缺乏基本的医疗保障，乡村医生稀缺，许多农村居民因小病而死亡。由于缺乏有效的预防措施，传染病的流行带来了更大的健康危机。另一方面，

① DYSON T. Population and Development: The Demographic Transition [M]. London: Zed Books Ltd, 2013: 22.

② DYSON T. Population and Development: The Demographic Transition [M]. London: Zed Books Ltd, 2013: 24.

社会的贫困现象普遍存在，许多地区的居民生活在极度贫困中，缺乏基本的生活保障和医疗条件。战后重建的急迫性，促使新成立的人民政府不得不将卫生与医疗改革作为一项紧迫的政策议程。民生问题亟须解决的紧迫性体现在方方面面。

在这一背景下，国家不仅需要改善医疗服务以应对当时的健康危机，还需要建立一个有效的公共卫生系统，为未来的发展奠定基础。于是，改善卫生状况、降低死亡率、延长预期寿命成了新中国成立初期的首要目标。政府深知，只有通过提高民众的健康水平，才能实现国家的长远发展。因此，国家在卫生领域的投入逐渐增加，各项公共卫生政策的实施也随之展开。此时，民众对于健康的渴望和对新政权的期待交织在一起，为后续的卫生改革创造了良好的社会氛围。

面对严峻的健康危机，新中国自 20 世纪 50 年代开始，实施了一系列针对性的公共卫生政策，试图迅速改善国民的健康状况。这些措施的实施不仅是卫生领域的改革，更是国家治理能力的重要体现。首先，政府推出了扩展免疫接种计划。这个计划的核心在于控制传染病，尤其是儿童疫苗接种。通过大规模的免疫接种，政府力求在全国范围内消除常见传染病的威胁。[①] 例如，针对脊髓灰质炎和麻疹等疾病的疫苗接种，不仅拯救了无数儿童的生命，也为国家培养了一代健康的年轻人。这个计划的实施需要巨额的资金投入和人力资源配置，但新成立的人民政府充分认识到其重要性，因而决定优先考虑。在较短几年内，免疫接种率显著提高，儿童死亡率显著下降。这一措施在改善儿童健康状况的同时，也为国家的未来发展打下了坚实基础。

其次，政府在城乡设立了卫生和防疫站。这些卫生站作为公共卫生的前沿阵地，负责基层的健康宣传、疾病防治以及基础医疗服务的提供。它们不仅提高了卫生服务的可及性，也增强了公众对卫生知识的理解与掌握，为今后居民的健康管理奠定了基础。卫生和防疫站的设立大大改善了农村地区医疗资源不足的现状，使得那些偏远地区的居民能够获得更为有效的卫生服务。在这些站点中，政府组织定期进行健康宣传活动，向居民普及疾病预防知识，

---

① LEE L M. The Current State of Public Health in China [J]. Annual Review of Public Health, 2004, 25 (1): 327-339.

强调个人卫生和公共卫生的重要性。这样的宣传活动逐渐改变了人们的健康观念，促使居民在日常生活中更加注重卫生，进而有效降低了许多传染病的传播风险。

最后，赤脚医生的引入也是一个创新的医疗模式。赤脚医生是经过基本培训的农村医务人员，他们在没有医生的偏远地区提供医疗服务。这一政策极大地改善了农村的医疗条件，使得更多的农民能够获得基本的医疗保障。赤脚医生的出现，打破了传统医疗模式的局限，将医疗服务带到了最基层，解决了许多居民看病难的问题。在这一模式下，赤脚医生不仅提供基础医疗，还承担了健康教育的责任，帮助居民了解常见疾病的预防方法和治疗措施。这样的模式不仅提高了农村的医疗覆盖率，也为当地居民提供了他们负担得起的医疗服务。通过赤脚医生的努力，许多农村地区的卫生状况得到了明显改善，居民的健康水平逐渐提高。

这些公共卫生政策在实施后取得了显著成效。随着公共卫生的改善，我国粗死亡率逐渐下降，到 20 世纪 90 年代末期，粗死亡率降至约 6.5‰，平均预期寿命则达到了 70 岁。① 公共卫生政策的成功实施不仅提升了国民的整体健康水平，也促进了社会的稳定与经济的发展。随着健康状况的改善，生产力得到了提升，居民的生活质量显著提高。国家的经济发展在此过程中获得了强有力的支持，形成了良性循环。然而，随着经济的发展和城市化进程的加快，新的健康问题也随之而来，尤其是老龄化问题的日益突出。

除了上述公共卫生政策的实施外，教育水平的提高也对健康水平的提升产生了积极影响。随着义务教育的推广，民众的整体教育水平快速提升，促使更多人接触到科学的健康管理知识。这一变化使得人们逐渐意识到健康的重要性，开始采纳科学的生活方式和疾病预防措施。② 在接受更高水平教育的人群中，绝大多数人健康素养较高，能够更好地理解健康信息，做出科学的健康决策。此外，受教育程度高的人群更倾向于定期进行健康检查，关注自

---

① LEE L M. The Current State of Public Health in China [J]. Annual Review of Public Health, 2004, 25 (1): 327-339.

② GUI S X, CHEN J L. Average Life Expectancy of the Chinese Population In 1949—2019: Trends, Contributors and Prospects [J]. China Population and Development Studies, 2020, 3 (2): 142-153.

身的健康状况，从而能够及早发现和治疗潜在的健康问题。教育的普及不仅改善了人们的生活质量，也为人口老龄化奠定基础。

中国特殊的历史背景在很大程度上塑造了其人口老龄化的现状与未来走向。新中国成立初期所面临的卫生危机和社会挑战，促使政府采取了一系列切实有效的公共卫生政策。同时，教育水平的提升与健康观念的转变，使得民众的健康意识不断增强，为中国人口老龄化奠定基础。

二、生育率的变化

20 世纪 60 年代末以来，中国的生育率经历了显著的变化，这一变化与国家政策的引导密切相关。这一过程不仅是人口政策的转变，也深刻反映了社会经济、文化及家庭观念的变迁。1950 年的总生育率为 5.6，然而在接下来的几十年中，这一数字因自然和人为因素而波动。例如，20 世纪 50 年代中期至 20 世纪 60 年代初，由于"大跃进"和随之而来的三年困难时期，许多地区的生育率受到了严重影响。[①] 三年困难时期导致的经济崩溃和生活条件恶化，许多家庭在生育决策上变得更加谨慎，生育意愿降低。三年困难时期，许多地区的死亡率大幅上升，整体生育率出现了剧烈波动。之后随着政策的调整和自然条件的改善，粮食生产逐渐恢复，家庭的生活水平开始回升。这使得家庭在经济上感到相对宽松，人们对生育持更加积极的态度，生育率出现回升。

进入 20 世纪 60 年代后期，政府逐渐意识到快速的人口增长对国家经济发展的潜在威胁，开始采取措施控制生育。这一转变反映了国家在经历了战后重建与发展阶段后，对经济可持续发展的深刻思考。由于农业生产效率低下，社会对粮食和资源的需求不断增长，政府开始意识到控制人口增长的重要性。于是，计划生育政策应运而生，成为国家治理的一部分。这一决策不仅反映了政府对人口增长的深刻担忧，也体现了对未来发展的长远考虑。生育率的控制被视为实现经济发展的必要条件，尤其是在资源有限的情况下。此时，生育问题不仅是个人家庭的选择，更是国家政策的反映，影响着整个

---

① DYSON T. Population and Development：The Demographic Transition ［M］. London：Zed Books Ltd，2013：24.

社会的未来。

1971 年，中国政府正式启动了计划生育政策。这一政策的全面推行，引发了广泛的社会反响。政策主要包括三方面：一是晚婚，提倡女性晚婚，男性也被鼓励推迟结婚年龄；二是生育间隔，夫妻之间被鼓励保持 3~4 年的生育间隔，以减少一次性生育的数量；三是少生孩子，城市每对夫妻限制在两个孩子，农村不超过三个。这一政策的实施得到了广泛的宣传与推广，地方政府积极推动政策的落实，鼓励民众理解生育控制的重要性。与此同时，政府还通过各种宣传手段，向公众普及生育控制的知识，使人们逐渐接受计划生育的理念。这一政策的效果显著，总生育率在短时间内迅速下降，政府的努力在一定程度上实现了生育控制的目标。数据显示，从 20 世纪 70 年代初期到 20 世纪 80 年代中期，中国的生育率逐年下降。[1] 政府不仅通过宣传教育、提供生育健康服务，还实施了各种经济激励措施，积极推动计划生育政策的落实。这一过程不仅是生育政策的转变，更是整个社会观念的变革。在政府的努力下，民众对生育的理解逐渐改变，越来越多的人开始接受计划生育的观念，认为生育控制不仅对个人家庭有益，也对国家的发展具有重要意义。

20 世纪 70 年代末期，面对新的经济形势和社会发展需求，中国实施了全面的计划生育政策，进一步加强对人口增长的控制。这项政策采取了更为严格的措施，旨在通过经济激励促进一孩家庭，如给一孩家庭提供一次性生育补贴等，同时对大家庭采取经济惩罚措施。政策的实施在全国范围内引起了广泛的关注和讨论，政策的具体实施因地区而异，总体上被认为是成功的。数据显示，在不到 20 年的时间里，中国的生育率下降了 70%，这一成就令人瞩目。[2] 然而，尽管政策在一定程度上达到了预期目标，却也带来了诸多社会问题，特别是人口结构的老龄化等问题。

随着死亡率和生育率的急剧下降以及预期寿命的持续提高，中国的人口

---

[1] LEE L M. The Current State of Public Health in China [J]. Annual Review of Public Health, 2004, 25 (1): 327-339.

[2] LEE L M. The Current State of Public Health in China [J]. Annual Review of Public Health, 2004, 25 (1): 327-339.

老龄化进程正以惊人的速度加快，这一现象在全球范围内也引起了广泛关注。① 历史数据显示，法国从 7%~14% 的老年人口比例增长耗时长达 115 年，但中国仅用了 27 年，这一对比凸显了中国在人口老龄化方面的独特性和紧迫性。② 根据统计数据，到 2000 年，中国 65 岁及以上的老年人口已达到 8700 万，占总人口的约 7%，这标志着中国正式进入老龄化社会。③ 此后，老年人口的比例逐年上升，预计这种趋势将在未来持续。根据联合国的中等生育和死亡率假设，到 2020 年，中国老年人口已达到 1.76 亿，占总人口的 12.6%，到 2050 年，老年人口将迅速攀升至 23.6%，考虑到中国庞大的人口规模，这一数字将在 2050 年转化为 3.29 亿老年人，超过当前美国人口的 10%。④ 这不仅是一个庞大的数字，更是对中国未来社会、经济和医疗保障体系的重大挑战。值得注意的是，老年人口中 80 岁及以上的比例将出现更为显著的增长。根据预测，80 岁及以上老年人口的比例将从 2000 年的 0.9% 增至 2050 年的 7.2%。在 60 岁及以上的老年人群体中，80 岁及以上的人口比例也将大幅增加，从 2000 年的 13% 提升至 2050 年的 30%。⑤ 这一变化不仅意味着老年人数量的增加，更预示着社会在照护、医疗、养老服务等方面的需求将大幅上升。

面对人口老龄化的加速，中国政府意识到需要对生育政策进行调整，以应对未来可能出现的挑战。2015 年，计划生育政策有所调整，允许家庭根据自身情况选择生育两个孩子。这一政策的出台旨在鼓励年轻家庭生育，以缓解老龄化带来的压力。尽管政策的放宽给予了家庭更多的选择权，但生育率并未因此显著上升。数据显示，很多年轻家庭由于经济压力、住房成本和育

---

① World Health Organization. China Country Assessment Report on Ageing and Health ［R］. Geneva：Department of Ageing and Life Course World Health Organization, 2016：44.

② LOU V W Q, CI Q Y. Ageing Under the One-Child Policy：Long-Term Care Needs and Policy Choices in Urban China ［J］. International Journal of Public Policy, 2014, 10（4—5）：231-242.

③ LU J H, LIU Q. Four Decades of Studies on Population Aging in China ［J］. China Population and Development Studies, 2019, 3（4）：1-13.

④ World Population Prospects 2019 ［R］. New York：United Nations, 2019：21.

⑤ LU J H, LIU Q. Four Decades of Studies on Population Aging in China ［J］. China Population and Development Studies, 2019, 3（4）：1-13.

儿负担等，依然选择延迟生育或减少生育数量，生育率仍然处于低迷状态。①
这一现象可能是伴随着社会变迁，当前年青一代的生育观念有所变化导致的。
现代年轻人普遍更加注重个人发展和职业规划，他们更倾向于追求生活质量，
而非单纯地追求生育数量。在此背景下，生育政策的调整虽然提供了生育选
择，但未能有效激励年轻家庭提高生育意愿。同时，教育水平的提高、职业
发展的追求以及生活成本的增加等因素，进一步影响了年轻人的生育决策。
经济压力和工作不稳定性使得许多年轻人对生育持谨慎态度，他们更倾向于
在经济条件和生活稳定性达到一定水平后再考虑生育问题。

随着社会观念的变化，现代家庭的结构也逐渐发生了变化。越来越多的
年轻人选择晚婚或不婚，这在一定程度上进一步延缓了生育的时机。家庭规
模的缩小和生育意愿的降低，使得社会对老年人照护的需求愈加紧迫，政府
和社会面临着巨大的挑战。在这样的背景下，如何建立健全的养老服务体系、
提升老年人的生活质量，成为亟待解决的重要问题。

第二节　中国长期照护服务需求

随着人口老龄化的迅速推进，长期照护需求在中国社会中已成为亟待关
注的重大议题。长期照护不仅关系到老年人群体的生活质量，还对社会资源
的配置提出了严峻挑战，因此深入了解并分析当前中国的长期照护需求具有
重要的理论和实践意义。本节旨在从失能群体、失智群体和慢性病共病患者
等多个角度出发，系统探讨中国长期照护需求的状况及政策启示。首先，本
节将对中国城乡失能老年人群的现状和需求趋势进行概述，通过揭示这一群
体在生活能力和自理方面的限制，分析失能老年人在不同生活情境下的照护
需求与服务缺口。其次，针对失智人群的情况，将重点探讨其在认知功能下
降背景下的照护需求，分析现有服务体系在满足失智老年人长期照护需求上
的不足与挑战。失智症的特殊性及其逐渐增多的趋势，使这一群体的需求在

---

① YANG J H, DU S H. Family Change in China: A-70 Year Perspective [J]. China Population
and Development Studies, 2021, 4 (2): 344-361.

长期照护中显得尤为紧迫。最后，本节将考察慢性病共病患者的长期照护需求，关注其健康状况在其日常生活功能方面的持续性影响，并从慢性病的病程特点出发，分析其对社区和家庭照护服务的依赖性。通过对失能人群、失智人群以及慢性病共病患者这三类群体的深入分析，不仅可以更全面地揭示中国长期照护需求的复杂性和多元性，也为未来政策的制定、照护服务体系的优化提供了有力支持和科学依据。

一、失能人群

伴随着中国社会经济的持续发展，人口的平均预期寿命已经达到了 78.6 岁。① 与这一趋势密切相关的是，失能和失智人群的数量也在不断增加。这种现象的出现，一方面是因为中国老龄化的加剧，导致老年人口数量上升；另一方面，老年人的失能与失智风险也随之增加。诸多研究表明，慢性疾病是导致老年人失能的重要原因。比如，高血压、糖尿病等常见慢性病，如果未能得到及时有效的治疗，将严重影响老年人的自理能力。根据《老年健康白皮书：中国老年健康研究报告（2018）》，到 2030 年，老年人口中慢性非传染病的疾病负担预计将增加 40% 以上，这无疑会大大增加老年人失能的风险。②

尤其是在城镇地区，失能老年人的规模和照护需求预计将显著增长。研究者程明梅和杨华磊利用第六次和第七次全国人口普查的数据，以及中国老年健康影响因素跟踪调查数据，对中国城镇失能老年人口规模及其长期照护服务需求进行了深入分析。③ 他们的研究发现，随着年龄的增长，城镇老年人的失能率呈现出持续上升的趋势。具体来说，65 岁以上的老年人失能率为 28.98%，80 岁以上的失能率为 42.12%，而 100 岁以上的老年人失能率更是高达 76.04%。这些数据表明，未来城镇重度失能老年人口的规模将不断扩

---

① 国家卫生健康委员会. 2023 年我国卫生健康事业发展统计公报［EB/OL］. 规划发展与信息化司，2024-08-29.
② 刘远立. 老年健康蓝皮书：中国老年健康研究报告（2018）［M］. 北京：社会科学文献出版社，2019：45.
③ 程明梅，杨华磊. 中国城镇失能老年人口规模及养老服务需求预测［J］. 北京社会科学，2024（3）：114-128.

大，预计到 2050 年，其占城镇总失能老年人口的比例将超过 25%。因此，未来对城镇重度失能老年人养老服务人员的需求将大幅上升，预计到 2050 年，每年所需要的照护人员将超过 500 万人。

具体来看，直至 2050 年，无论男性还是女性，城镇失能人口的总规模均呈现稳步上升的趋势。根据预测，城镇失能人口总规模将从 2021 年的 1371.34 万人增长至 2050 年的 3814.71 万人，其间的平均规模为 2579.35 万人。进一步分析性别差异，城镇男性失能人口总规模将从 604.73 万人增至 1574.33 万人，平均规模为 1103.16 万人；而城镇女性失能人口则将从 766.61 万人增至 2240.38 万人，平均规模为 1476.19 万人。随着城镇地区失能人口的增加，高龄失能老年人口的数量也在同步增长。

同样，预测显示，城镇重度失能人口的规模无论男性还是女性，都将持续上升。从 2021 年的 372.87 万人到 2050 年的 1042.37 万人，其间的平均规模为 702.96 万人。按照性别划分，城镇男性重度失能人口将从 148.29 万人增加至 386.07 万人，平均规模为 270.52 万人；而女性重度失能人口则从 224.57 万人增至 656.31 万人，平均规模为 432.44 万人。

在进行城镇未来失能老年人口的养老服务需求计算时，程明梅和杨华磊借鉴了胡宏伟和李延宇的研究，假设重度失能老年人选择机构护理的比例分别为 30%（高方案）、20%（中方案）和 10%（低方案）。[①] 此外，根据相关研究和民政部发布的《养老机构岗位设置及人员配备规范》，假设每名重度失能老人需要 1 名居家照护人员或 0.25 名机构照护人员。基于上述设定，未来城镇失能老年人口的养老服务需求也被进行了详尽的预测。

总体来看，无论是在高、中、低方案中，城镇未来重度失能老年人口的照护人员需求总量都呈现出持续上升的趋势。具体而言，在高方案中，2021 年照护人员的总需求量将达到 288.97 万人，预计到 2050 年将增至 807.84 万人，平均需求规模为 544.80 万人。在中方案中，2021 年的照护人员需求为 316.94 万人，2050 年将达到 886.02 万人，平均需求为 597.52 万人。而在低方案中，2021 年的需求为 344.90 万人，到 2050 年将增至 964.19 万人，平均

---

① 胡宏伟，李延宇. 中国农村失能老年人照护需求与成本压力研究 [J]. 中国人口科学，2021（3）：98-111，128.

规模为 650.24 万人。

与城镇失能人口的持续上升形成鲜明对比的是，农村失能老年人口的趋势则表现出先上升后下降的特征。伴随着城镇化的不断推进，未来农村失能人口预计将低于城镇失能人口。从预测数据来看，农村失能人口总规模将从2021 年的 984.13 万人上升至 2043 年的峰值 1485.3 万人，之后将下降至 2050年的 1391.57 万人，其间的平均规模为 1305.15 万人。在性别层面，农村男性失能人口从 2021 年的 421.43 万人上升至 2039 年的 587.80 万人，后又下降至2050 年的 512.55 万人，平均规模为 521.94 万人；农村女性失能人口则从562.70 万人上升至 2039 年的 913.98 万人，之后下降至 2050 年的 879.02 万人，平均规模为 783.21 万人。

同样，预测显示，直至 2050 年，农村重度失能老年人口无论男女均表现出先上升后下降的趋势。农村重度失能老年人口将从 2021 年的 369.83 万人增长至 2043 年的 564.99 万人，然后下降至 2050 年的 531.74 万人，平均规模为494.37 万人。具体到性别，农村男性重度失能人口从 2021 年的 132.94 万人增至 2039 年的 185.43 万人，后又下降至 2050 年的 161.69 万人，平均规模为164.65 万人；农村女性重度失能人口将从 236.89 万人上升至 2043 年的384.77 万人，然后下降至 2050 年的 370.05 万人，平均规模为 329.71 万人。

综合以上数据，可以看到中国失能老年人口的健康状况与照护需求正在发生深刻变化。随着人口老龄化的加剧，失能群体的规模将不断扩大，这不仅给社会的护理资源带来了巨大的压力，也对家庭和政府的照护服务提出了更高的要求。因此，如何有效应对这一挑战，提升老年人的生活质量，将是未来社会亟待解决的重要问题，需要政府、社会组织和家庭共同努力，建立健全老年人照护服务体系，以满足不断失能群体日益增长的需求，实现老年人群体的健康与福祉。[①]

二、失智人群

中国是当前世界上失智老年人口最多的国家，这一情况伴随着人口老龄

---

① 刘军，程毅. 老龄化背景下失能老人长期照护社会政策设计 [J]. 云南民族大学学报（哲学社会科学版），2017，34（4）：73-77.

化程度的加深而不断加剧。预计到 2030 年，中国 60 岁及以上的失智老年人口将达到 1645 万，而到 2050 年，这一数字将增加到 2734 万，占全球失智老年人口的 25%。① 这些数据不仅揭示了中国失智老年人群体的庞大规模，也突显了由此带来的长期照护需求和医疗负担的巨大压力。

失智症是一种慢性病，其主要特征是认知功能的逐渐衰退，包括记忆、思维、判断等能力的减弱。随着病情的进展，患者通常会出现行为和心理问题，进一步影响其生活质量。失智症患者的生存期一般较长，通常在 4~8 年之间。这一漫长的病程意味着患者在生病期间需要长期的照护和支持，且对照护的需求会随着病情的加重而日益增加。由于失智症的致残率很高，患者在生病的过程中，日常生活的自理能力逐渐下降，很多患者在晚期需要完全依赖他人进行照护。根据相关研究，失智症患者通常在生活的最后阶段需要全天候的照护，这不仅增加了照护人员的工作量，也让家庭成员面临巨大的心理和经济压力。② 这种情况对照护者而言是一种沉重的负担，很多家庭不得不在工作与照护之间进行艰难的选择。

失智症患者所需要的照护不仅限于日常生活的帮助，还包括医疗服务、心理支持和社会交往等多方面的需求。照护失智症患者的成本极高，根据 2010 年的数据，中国因失智症造成的经济影响已达到 2900 亿元。预计到 2030 年，这一数字将上升至 7100 亿元。③ 这些成本包括医疗开销、药物费用、护理人员工资、患者因失能导致的生产力损失等多项支出。在经济层面，失智症带来的负担对于家庭和社会都是巨大的。许多家庭面临着失智症患者的照护费用，这使得家庭经济状况岌岌可危。特别是在中低收入家庭中，照护失智症患者的费用可能会占据家庭收入的相当大一部分，导致家庭生活质量显著下降。照护人员的缺乏与照护服务的不平衡，使得家庭成员不得不承担更

---

① 杜鹏，董亭月. 老龄化背景下失智老年人的长期照护现状与政策应对 [J]. 河北学刊，2018，38（3）：165-170，175.

② 杜鹏，董亭月. 老龄化背景下失智老年人的长期照护现状与政策应对 [J]. 河北学刊，2018，38（3）：165-170，175.

③ XU J F, WANG J, WIMO A, et al. The Economic Burden of Dementia in China, 1990—2030: Implications for Health Policy [J]. Bulletin of the World Health Organization, 2017, 95 (1): 18-26.

多的照护责任,进而影响到他们的工作和生活。

随着失智症患者人数的增加,社会对长期照护服务的需求也在不断上升。许多家庭在面对失智症患者时,往往缺乏足够的知识和技能来提供有效的照护,这使得专业的长期照护服务需求变得更加迫切。失智症患者的照护不仅需要关注其身体健康,还需要关注其心理健康和社会参与度。研究表明,保持良好的社交活动对于失智症患者的生活质量有着显著的正面影响。

在照护需求的背景下,长期照护服务的供需失衡问题日益严重。许多地区的长期照护资源仍然十分有限,而现有的照护服务往往缺乏系统性和连贯性。社区照护、机构照护以及家庭照护等多种形式的服务体系尚未建立,造成了失智症患者及其家庭的照护压力不断增加。在这一背景下,家庭照护者面临着巨大的心理压力和经济负担,许多家庭成员不得不减少工作时间或辞去工作以提供必要的照护,这种情况进一步加剧了家庭的经济压力。在未来,随着人口老龄化的加剧,失智症患者的数量还将继续增加。满足这些患者及其家庭的照护需求,将是一个复杂而迫切的任务。许多家庭可能会面临照护资源短缺以及经济负担加重等问题。

三、慢性病患者

老龄化带来的另一重大挑战是慢性病的高发及其共病现象。根据国家卫生健康委员会的数据,目前中国有超过 1.8 亿老年人患有慢性病,患病比例高达 75%。[1] 这一数据不仅令人震惊,更是对整个社会健康管理体系的严峻考验。尤其值得注意的是,在这 1.8 亿患病的老年人中,超过 50% 的人同时患有两种或以上的慢性疾病。2008 年,世界卫生组织将这一现象正式定义为"共病",强调了多种慢性疾病共存对健康的严重影响。[2] 共病是指患者同时患有多种慢性病,导致疾病管理的复杂性大幅增加,不同疾病之间可能相互作用,进一步加剧健康风险。举例而言,一名患有糖尿病和高血压的老年人,

---

[1] 施博文,熊巨洋.慢性病共病对中国老年人健康相关生命质量的影响研究 [J].人口与发展,2024,30(1):120-128.

[2] 徐小兵,李迪,孙扬,等.基于关联规则的中国老年人慢性病共病分析 [J].中国慢性病预防与控制,2021,29(11):808-812.

其两种疾病的治疗需求可能出现冲突，不仅增加了照护管理的难度，也使患者的整体健康状况更加不稳定。

慢性病的高发及其共病现象为个人、家庭以及社会均带来了深远影响。首先，慢性病共病对患者的身体健康构成重大威胁。研究表明，共病现象与患者的死亡风险增加密切相关，随着身体功能的逐渐下降，患者的自理能力逐渐丧失，导致日常生活质量显著下降。许多共病老年人不仅要面对身体上的病痛，还受到心理健康的威胁，如焦虑、抑郁等负面情绪影响了他们的社交能力和生活满意度。可以说，慢性病共病给患者带来的不仅是肉体上的痛苦，还包括对心理健康的严重侵蚀。①

其次，慢性病共病现象也给家庭带来了沉重负担。慢性病患者通常依赖家属照护，家庭成员因此需要承担老年人生活起居和健康管理的重任。长时间的照护不仅对家庭成员的身体和心理健康构成巨大挑战，也在一定程度上影响家庭的和谐与稳定。照护工作的复杂性和长期性容易让家庭成员感到身心疲惫，甚至在情绪、健康和人际关系方面出现负面影响。而且，许多照护工作涉及复杂的医疗管理和健康监控，对家属来说难度极大，专业知识的缺乏往往导致照护效果有限。从经济层面来看，慢性病共病对家庭的经济负担同样不可忽视。相关数据显示，共病患者的医疗支出通常远高于单一慢性病患者，因而加重了患者及其家庭的经济压力。② 此外，共病还带来了隐形的经济损失，包括患者因健康问题而导致的生产力损失、家属无法工作而产生的收入减少等，这进一步影响家庭经济状况和生活质量。

随着慢性病共病患者数量的日益增加，社会对长期照护服务的需求也显著上升，为社会带来了复杂且严峻的挑战。慢性病共病患者的日常生活照护需求突出，往往需要协助完成如洗漱、穿衣、进食等日常活动。由于家庭成员长时间从事高强度的照护工作容易产生身心疲惫，患者对于专业长期照护服务的需求日益增加，专业照护资源的缺乏也带来挑战，许多患者需要定期

---

① JUN H, AGUILA E. Private Insurance and Mental Health among Older Adults with Multiple Chronic Conditions: A Longitudinal Analysis by Race and Ethnicity [J]. International Journal of Environmental Research and Public Health, 2021, 18 (5): 2615.

② 施博文，熊巨洋. 慢性病共病对中国老年人健康相关生命质量的影响研究 [J]. 人口与发展，2024, 30 (1): 120-128.

住院、康复治疗或接受家庭护理服务，但长期照护机构的床位和护理人员难以满足这一激增的需求。此外，共病患者的医疗需求也更加频繁，疾病的复杂性要求定期进行健康监测、体检及影像学检查等以调整治疗方案，这些服务均需要投入大量医疗资源。共病患者的药物管理同样复杂，不同疾病药物之间可能产生相互作用，从而增加不良反应的风险和治疗难度。因此，这类患者往往需要专业的药物管理和监控，确保多种药物的合理使用和安全性，但这也进一步增加了照护资源的使用和管理难度。而且共病患者通常需要的支持涵盖广泛，既包括基础的日常生活辅助，也包括更专业的康复、心理支持以及病情管理等服务。对照护机构来说，如何在资源有限的情况下满足这一多层次需求成为巨大挑战。

伴随着中国人口老龄化进程的加速，失能、失智及慢性病共病老年患者的数量正不断攀升，这导致了对长期照护服务的需求大幅增长。这类患者通常无法自理，依赖持续的护理和支持。随着患者数量的增加，照护需求不仅限于日常生活辅助，还涉及复杂的医疗护理及心理支持等多方面服务，对长期照护体系的承载能力提出了更高要求。因此，长期照护体系的可持续发展与质量提升已成为迫在眉睫的社会课题。

第三节　"未满足需求"

在中国人口迅速老龄化的背景下，未满足的长期照护需求成为影响老年人生活质量和健康状态的重要因素。"未满足需求"不仅反映出当前长期照护体系在应对老年人群需求方面的不足，也揭示了照护资源配置的缺陷及服务体系的局限性。本节将继续聚焦于老年人长期照护需求的研究，旨在深入探讨"未满足需求"的现实意义及影响，并借助中国老年健康影响因素跟踪调查数据进行实证分析，以进一步分析"未满足需求"现状及其影响因素。

一、研究意义

在探讨长期照护需求时，关注"未满足需求"能够帮助我们更全面、深入地理解长期照护需求的真实状况。传统的需求分析往往通过统计失能、失智等人口数来计算需要长期照护的老年人口数量，以此衡量需求的大小。这种方式尽管直观，但其局限在于仅反映了有需求的人口总数，而忽视了那些已接受照护服务的老年人对现有服务的满意度及其需求的实际满足情况。许多老年人尽管在某种程度上享受了长期照护服务，但这些服务未必能够满足他们的实际需求，甚至可能仅在表面上达到了照护要求，而忽略了许多细化的需求。这种未满足需求的情况并不罕见，但是在现有的统计框架下往往容易被忽视。关注这部分未满足的需求对于改善和提升长期照护体系具有重要的意义。

过去数十年来，即使在长期照料服务系统较为完善的西方国家，也存在相当多"未满足需求"。国外对失能老人的长期照料需求研究起步较早，并逐渐形成了"不仅仅是获得服务，而是确保需求被满足"的核心理念。① 这种理念的确立源于对失能、失智老年人需求的深刻理解，认为他们不仅仅需要形式上的照护，更需要能够切实提高其生活质量的支持。这种照料需求的满足状况直接关系到失能、失智老年人是否能够在日常生活中保持一定程度的独立，获得参与社会生活的机会，并维护其尊严和自我价值。特别是对他们需求满足度的关注，直接影响到老年人在身体健康、心理状态及生活满意度上的各方面状态。

研究表明，长期照护的缺失或无效照护会导致老年人产生"未满足需求"，进而对身心健康造成一系列负面影响。② 未满足的长期照护需求会显著增加老年人的住院率。失能、失智、慢性病共病患者在日常生活中往往面临疾病复发或加重的风险，特别是当他们的基本照护需求未得到满足时，这一风险将进一步增大。因为缺乏适当的长期照护，老年人在日常生活中得不到必要的健康管理和身体护理，极易导致身体健康状况的恶化，从而被迫住院。比如，一位患有糖尿病的老年人，如果在日常生活中没有得到健康管理支持，

① IPARRAGUIRRE J L. Reductions in Local Government Spending on Community-Based Social Care and Unmet Social Care Needs of Older People in England [J]. The Journal of the Economics of Ageing, 2020, 36 (17): 1-12.

② ALLEN S M, MOR V. The Prevalence and Consequences of Unmet Need: Contrasts between Older and Younger Adults with Disability [J]. Medical Care, 1997, 35 (11): 1132-1148.

可能会因未能及时调控血糖而导致并发症的发生，这些并发症将直接增加其住院的风险。住院率的增加不仅给老年人带来身体上的痛苦，也可能进一步增加家庭的经济负担，影响其生活质量。未满足的照护需求使老年人的身体处于一种脆弱、易受伤害的状态，这种状态使他们更容易因病情恶化而需要医疗干预。

未满足的照护需求导致的另一个显著后果是心理健康问题的加剧。对失能老人而言，能够在一定程度上维持自主性、获得照护关怀，对于保持其心理健康至关重要。未满足需求的情况会使老年人产生一种被忽视或被边缘化的感觉，逐渐演变成焦虑、抑郁等心理问题。有研究指出，长期处于"未满足需求"状态的老年人心理压力更大，因为他们可能会感到自己的需求没能得到重视，这不仅使其产生孤独感，还会导致其生活质量下降。心理健康问题的加重，甚至可能进一步恶化他们的身体状况，使他们陷入身心健康相互影响的恶性循环。[①] 心理健康问题不仅影响老年人自身的生活质量，还会对家庭产生连带影响，例如，增加家庭成员的情感负担，使其在照护过程中感到无助或疲惫。

更为重要的是，未满足的长期照护需求不仅仅是个人或家庭的问题，还是社会关注的核心问题。未满足的需求反映了整个社会在长期照护体系上的不足，这一不足不仅影响了老年人的生活质量，也对整个医疗系统和社会资源的分配产生了压力。对于老年人照护需求的研究不仅有助于找到老年人在照护中的薄弱环节，也有助于为社会提供更加精准和有效的照护服务。因此，深入研究老年人的照护需求满足状况有助于识别长期照护服务体系中的薄弱环节，精准发现老年人在照护中的实际需求，帮助政策制定者合理配置资源，提升服务的精准度和有效性。

二、实证分析

本节基于 2014 年中国老年健康影响因素跟踪调查数据，对中国失能老年

① IPARRAGUIRRE J L. Reductions in Local Government Spending on Community-Based Social Care and Unmet Social Care Needs of Older People in England [J]. The Journal of the Economics of Ageing, 2020, 36 (17): 1-12.

人长期照护需求的满足程度进行基本分析。选择该数据库的原因在于，其是当前国内唯一一个涵盖照护需求满足信息的全国性老龄人口抽样调查数据，具有较高的代表性和全面性，能够提供可靠的数据支撑。下文将首先对该数据的基本情况进行简要介绍，包括数据库、样本构成和变量设置；其次，详细阐述本部分所采用的实证方法，以确保分析的科学性和严谨性；最后，通过实证分析展示照护需求满足状况的核心结果，以期为中国失能老年人长期照护需求的研究提供深入见解。

（一）数据和变量

1. 数据库

中国老年健康影响因素跟踪调查（The Chinese Longitudinal Healthy Longevity Survey，CLHLS）是由北京大学健康老龄与发展研究中心和国家发展研究院组织的老年人追踪调查，是一项持续的纵向调查数据集，也是全球公开可获取的数据资源之一。该项目始于1998年，是我国首个国家级的长期追踪项目，旨在填补关于健康老龄化科学研究及政策分析的数据与知识空白。该项目的核心目标是从多学科视角探究影响中国老年人健康和长寿的各种因素。通过多期持续的数据采集，CLHLS 提供了关于社会、行为、环境、生物因素等多方面信息，成为科学研究、政策制定以及改善老年人健康的实际干预措施的重要数据支持。

该数据库的一个显著特点是其拥有全球规模最大的高龄老年人（80岁及以上）样本，而这些人群对健康和社会照护服务的需求尤为迫切。数据涵盖的人口学特征非常丰富，主要包括人口学信息、家庭结构、居住安排、自评健康、慢性病、照护需求及成本、心理特征、社会经济地位、照护者信息、家庭支持、日常生活活动、工具性日常生活活动、认知功能以及与死亡率和健康老龄化相关的行为风险因素。这些信息不仅有助于加深我们对老年人健康的理解，也为制定科学的政策与实施有效的健康干预措施提供了数据支持。

从数据采集方法来看，CLHLS 主要通过调查问卷、面对面访谈等形式进行调查。自1998年开始，在1998年、2000年、2002年、2005年、2014年等多次调查中，均使用了与国际接轨的问卷设计。CLHLS 的抽样设计采用多阶段不同比例的随机抽样方法，旨在确保样本的代表性，同时兼顾数据的可靠性和田野工作实施的可行性。具体而言，CLHLS 从全国 31 个省区市中随机选取 22 个省区市中的部分城市或县，这些样本区域包括了东北（辽宁、吉林、黑龙江）、东部（北京、天津、河北、上海、江苏、浙江、福建、山东、广东）、中部（山西、河南、江西、安徽、湖北、湖南）及西部（重庆、四川、陕西、广西）等地区。根据 1998 年基线调查的数据，这 22 个省份的人口总数约为 9.85 亿，占全国总人口的 85%。

CLHLS 在每期调查中尽可能采访所有在选定样本区域内幸存的百岁老人，同时为每位百岁老人匹配一位年龄在 90~99 岁之间和一位 80~89 岁之间的老年人，确保匹配对象的年龄和性别相符，并邀请其自愿参与调查。从 2002 年的调查开始，进一步增加了年龄在 65~79 岁之间的老年人样本，以增加调查的代表性，尤其是在老年人群中具有更大异质性的群体。对于那些在后续调查中去世、无法追踪或拒绝访谈的样本，则由相同性别和年龄组的其他个体替代，确保数据的延续性和一致性。

已有研究广泛验证了 CLHLS 数据的可靠性。[1] 其中，年龄是分析中的关键变量，因此 CLHLS 采取了多种方式验证参与者的年龄信息，如通过出生和结婚证书、户籍信息、兄弟姐妹及亲属的年龄对照、家谱记录、当地老龄委相关文件（如有），甚至包括生肖形式的年龄报告。[2] 此外，为确保年龄数据的准确性，CLHLS 通过百岁老人的年龄分布、90 岁以上老年人的年龄进阶比例、80 岁及以上人群中的百岁老人密度等指标对年龄报告的准确性进行校验。与美国、澳大利亚和加拿大等西方国家的老年人调查相比，CLHLS 的年龄报告准确性更高。[3] 在数据收集过程中，中国老年人的访谈拒绝率非常低，约为 2%，这一特点可能源于许多老年人和其家属对参与健康老龄化相关调查的荣

---

[1] ZENG Y. Towards Deeper Research and Better Policy for Healthy Aging: Using the Unique Data of Chinese Longitudinal Healthy Longevity Survey [J]. China Economic Journal, 2012, 5 (2—3): 131-149.

[2] ZENG Y. Towards Deeper Research and Better Policy for Healthy Aging: Using the Unique Data of Chinese Longitudinal Healthy Longevity Survey [J]. China Economic Journal, 2012, 5 (2—3): 131-149.

[3] ZENG Y. Towards Deeper Research and Better Policy for Healthy Aging: Using the Unique Data of Chinese Longitudinal Healthy Longevity Survey [J]. China Economic Journal, 2012, 5 (2—3): 131-149.

誉感。此外，许多功能受限的个体在家属协助下也同意参与调查。① 对于 CLHLS 的数据可靠性，已有研究对死亡率、样本流失、主要健康指标的信效度以及逻辑性不一致回答的发生率等方面进行了广泛的测评。与其他老龄化数据相比，CLHLS 数据质量总体较为可靠，令人满意。② 因此，许多研究者正式注册成为 CLHLS 数据用户，并使用该数据库在国际同行评议期刊上发表了大量关于健康、医疗照护及长期照护等方面的研究。③

在中国，用于老年人群体研究的全国性调查数据集中，CLHLS 与中国健康与养老追踪调查（China Health and Retirement Longitudinal Study, CHARLS）是最常被使用的。CHARLS 始于 2011 年，自 2011—2018 年进行了四轮调查，而 CLHLS 则自 1998 年起进行了八期调查。CHARLS 的目标是收集全国代表性样本，涵盖 45 岁及以上的中国居民，而 CLHLS 则专注于 65 岁及以上的老年人，特别是高龄群体。CHARLS 采用多阶段分层抽样，在县（区）和村（社区）阶段按单位规模比例抽样，而 CLHLS 则对调查区域内所有幸存的百岁老人进行访谈，并为每位百岁老人匹配 90~99 岁和 80~89 岁之间的老年人样本。由于研究对象和抽样策略的差异，CHARLS 和 CLHLS 在年龄分布上差异较大，前者样本主要集中在 45~65 岁，而 85 岁以上的样本量很少；而后者则在 70~95 岁间拥有大量样本，70 岁以下的样本相对较少。本书之所以采用 CLHLS 数据，主要基于高龄老年人是长期照护需求的主要群体，且 CLHLS 样本量较大，有助于降低潜在偏差，提高数据的适用性。

2. 样本构成

本节的分析数据来源于 2014 年 CLHLS 数据。该调查特别设计了一组问题，用于评估老年人在 ADL 中获得的照护帮助是否能够满足其需求。具体而

---

① ZENG Y. Towards Deeper Research and Better Policy for Healthy Aging: Using the Unique Data of Chinese Longitudinal Healthy Longevity Survey [J]. China Economic Journal, 2012, 5 (2—3): 131-149.

② GU D N, FENG Q S. Frailty Still Matters to Health and Survival in Centenarians: The Case of China [J]. BMC Geriatrics, 2015, 15 (1): 1-13.

③ LIN W Y. The Relationship Between Formal and Informal Care Among Chinese Older Adults: Based on the 2014 CLHLS Dataset [J]. BMC Health Services Research, 2019, 19 (1): 323；余央央，封进. 家庭照料对老年人医疗服务利用的影响 [J]. 经济学（季刊），2018, 17 (3): 923-948.

言，问卷仅针对在 ADL 六项指标中至少有一项需要他人协助才能完成的老年人，进一步询问其对所获照护需求的满足程度。因此，本研究排除了在 ADL 方面完全能够自理的样本，以提高数据的准确性和分析的针对性。经过数据筛选，最终纳入统计模型的样本数量为 1230 个，为进一步分析失能老年人群体的照护需求满足状况提供了充分的数据支持。

3. 变量设置

本研究的因变量是长期照护需求的满足程度。在问卷中，有关于"您认为您在日常活动中得到的这些帮助能够满足您的需要吗?"一问，其中包括满足、一般、不满足三类。

自变量包括若干变量。基本人口特征变量包括性别、年龄、受教育时长、婚姻状况。其中，性别变量，男为 1，女为 2；年龄分为高龄组、低中龄组，分别为 1 和 2；受教育时长为数值型变量；婚姻状况变量，有配偶为 1，无配偶为 2。社会经济变量包括居住地、年家庭收入、是否享有养老保险、是否享有医疗保险、社区是否提供生活照料服务、社区是否提供医疗服务照料、同住儿子数、同住女儿数、主要照料者意愿。其中居住地变量，城市为 1，农村为 2；年家庭收入是通过"您全家去年全年总收入是多少元?"这一题得到的，本研究根据四分位数对这一数值型变量分组，分成了 4 组，6000~20000 元为 1，20000~48000 元为 2，48000 元以上为 3，6000 元以下为 4；接下来四个变量都是分类变量，有为 1，无为 2；同住儿子数、同住女儿数是通过同住人数、与老人的关系、该人的性别三个变量建立相关变量得到的数值型变量；主要照料者意愿分为愿意（愿意，力不从心）、其他（不耐烦、不情愿等），分别为 1 和 2。健康变量包括是否患有慢性病（高血压、心脏病）、ADL 失能程度、IADL 功能受损程度。其中，是否患有慢性病这个变量，有为 1，无为 2；ADL 失能程度中，轻度失能为 1，中度失能为 2，重度失能为 3；IADL 受损程度中，轻度受损为 1，中度受损为 2，重度受损为 3。样本的描述性统计信息详见表 2-1。

表 2-1 样本描述性统计

变量		平均值/比例%
需求满足程度	不满足	3.0
	一般	51.1
	满足	45.9
性别	男	35.1
	女	64.9
年龄	低中龄（65~84）	18.2
	高龄（85+）	81.8
受教育时长	—	2.3
婚姻状况	有配偶	22.1
	无配偶	77.9
居住地	农村	53.9
	城市	46.1
年家庭收入	6000 元以下	27.6
	6000~20000 元	23.1
	20000~48000 元	27.9
	48000 元以上	21.4
养老保险	有	37.7
	无	62.3
医疗保险	有	83.7
	无	16.3
社区提供生活照料	有	18.4
	无	81.6
社区提供医疗照料	有	51.5
	无	48.5
同住儿子数	—	0.5
同住女儿数	—	0.1

变量		平均值/比例%
照料者意愿	愿意	93.0
	其他	7.0
慢性病（高血压、心脏病）	有	34.6
	无	65.4
ADL 失能状况	轻度失能	46.5
	中度失能	23.2
	重度失能	30.3
IADL 功能状况	轻度受损	5.9
	中度受损	12.4
	重度受损	81.7

数据来源：2014 年 CLHLS。

（二）实证方法

由于因变量是序次变量，分为不满意、一般、满意，所以本研究决定运用序次逻辑斯蒂回归（ordinal logistic regression）进行下一步的影响因素分析，以充分利用数据信息并减少估计偏差，具体模型如下所示：

$$f^1(P) = \alpha^1 + \beta_1^1 X_{\text{人口特征变量}} + \varepsilon^1$$

$$f^2(P) = \alpha^2 + \beta_1^2 X_{\text{人口特征变量}} + \beta_2^2 X_{\text{社会经济变量}} + \varepsilon^2$$

$$f^3(P) = \alpha^3 + \beta_1^3 X_{\text{人口特征变量}} + \beta_2^3 X_{\text{社会经济变量}} + \beta_3^3 X_{\text{健康变量}} + \varepsilon^3$$

为了分析人口特征变量、社会经济变量、健康变量对失能老年人长期照护需求满足程度的影响，并对不同模型的结果进行对比，以及获得每一个因素对因变量影响的大小，本研究先后建立了三个模型，模型 1 只纳入人口特征变量，模型 2 在模型 1 的基础上纳入社会经济变量，模型 3 在模型 2 的基础上纳入健康变量。

（三）实证分析结果

通过表 2-1 可以看出，总体上，45.9% 的老年人需求得到了完全的满足，51.1%、3.0% 的老年人需求满足程度仅是一般或没有得到满足。表 2-2 显示，在模型 1 中，性别和年龄等人口特征变量对失能老年人长期照护需求的满足程度具有显著影响。男性失能老年人的长期照护需求满足程度显著低于女性，约为女性的 0.795 倍。相较于低中龄失能老年人，高龄失能老年人的需求满足程度更高，为低中龄群体的 1.338 倍。

基于模型 1，本研究进一步纳入社会经济变量，回归结果如表 2-2 中模型 2 所示。在人口特征变量中，性别和年龄仍然对需求满足程度具有显著影响，方向和程度与模型 1 基本一致。在社会经济变量中，城乡属性、是否享有养老保险、社区是否提供医疗照护、同住女儿数量以及照料者意愿均显著影响了失能老年人长期照护需求的满足程度。具体而言，城市失能老年人的需求满足程度高于农村，为农村的 1.140 倍；年家庭收入越高，需求满足程度越高，年收入在 20000~48000 元之间的失能老年人需求满足程度为年收入 6000 元以下的 1.323 倍；拥有养老保险的失能老年人需求满足程度为未享有养老保险者的 1.284 倍，这表明养老保险对失能老年人的需求满足有正向作用。此外，居住在提供医疗照护服务的社区中，失能老年人的需求满足程度显著提高，显示了社会支持中的外部资源对长期照护需求满足的重要性。同住女儿数量每增加 1 人，失能老年人的需求满足程度提高 45.2%，表明相比于儿子，女儿对提高需求满足更具积极作用；如果照料者愿意提供照护服务，失能老年人需求满足程度为不愿意提供照护者的 4.545 倍，说明照料者意愿在照护需求满足方面的极大重要性。

在模型 2 的基础上，本研究进一步引入健康变量，模型 3 的回归结果显示，在人口特征变量中，性别和年龄对需求满足的显著性依然存在，其方向和程度与模型 1 一致。在社会经济变量中，年家庭收入、养老保险、社区医疗照护服务、同住女儿数量及照料者意愿对失能老年人长期照护需求满足程度的显著性依然保持，与模型 2 一致。在健康变量中，患有高血压或心脏病的失能老年人需求满足程度较低，仅为无此类疾病者的 0.769 倍；在 ADL 状况中，轻度失能和中度失能的老年人需求满足程度高于重度失能者，分别为其 2.016 倍和 1.401 倍；在 IADL 状况中，轻度和中度受损的老年人需求满足程度也高于重度受损者，分别为其 2.323 倍和 1.456 倍。这表明失能程度较轻的老年人长期照护需求的满足程度更高。

综上所述，社会经济变量和健康变量对中国失能老年人长期照护需求满足程度的影响显著。总体而言，女性、高龄、年家庭收入较高、享有养老保险、居住在提供医疗照护服务的社区、同住女儿数量较多、照料者意愿积极、未患高血压或心脏病、ADL 和 IADL 失能状况较轻的老年人，其长期照护需求的满足程度更高。相反，男性、低中龄、年家庭收入低于 20000 元、无养老保险、居住社区缺乏医疗照护服务、同住女儿较少、照料者不愿意照护、患有慢性病、ADL 与 IADL 中度或重度失能的老年人长期照护需求满足程度则较低。

表2-2 中国失能老年人日常生活照料需求满足程度回归分析

自变量	模型 1		模型 2		模型 3	
	回归系数	发生比	回归系数	发生比	回归系数	发生比
前倾因素						
男（女）	-0.229*	0.795	-0.240*	0.787	-0.307*	0.736
高龄（低中龄）	0.291*	1.338	0.307*	1.359	0.428**	1.534
受教育时长	0.021	1.021	0.003	1.003	0.003	1.003
有配偶（无配偶）	0.141	1.151	0.151	1.163	0.113	1.120
使能因素						
城市（农村）			0.131+	1.140	0.093	1.097
年家庭收入（6000 元以下）						
6000~20000 元			-0.010	0.990	0.045	1.046
20000~48000 元			0.280+	1.323	0.341*	1.406
48000 元以上			0.236	1.266	0.309+	1.362
养老保险（无）			0.250*	1.284	0.236*	1.266
医疗保险（无）			-0.036	0.965	-0.061	0.941
社区生活照料（无）			-0.019	0.981	-0.042	0.959
社区医疗照料（无）			0.420***	1.522	0.410***	1.507
同住儿子数			0.112	1.119	0.106	1.112
同住女儿数			0.373**	1.452	0.464***	1.590
照料者愿意（其他）			1.514***	4.545	1.391***	4.019

自变量	模型 1		模型 2		模型 3	
	回归系数	发生比	回归系数	发生比	回归系数	发生比
需求因素						
慢性病（无）					−0.263*	0.769
ADL 失能状况（重度失能）						
轻度失能					0.701***	2.016
中度失能					0.337**	1.401
IADL 受损状况（重度受损）						
轻度受损					0.843**	2.323
中度受损					0.376*	1.456

注：发生比是指在二分类或多分类变量的回归模型，自变量对因变量的影响程度。如果发生比大于1，则意味着该自变量水平下事件发生的可能性高于参照组；如果发生比小于1，则意味着该自变量水平下事件发生的可能性低于参照组。每个变量括号内所示为该变量的参照组。*** $p<0.001$，** $p<0.01$，* $p<0.05$，+ $p<0.1$。

由于中国城乡二元社会经济结构的长期存在，失能老年人长期照护需求满足程度的影响因素可能在城乡之间存在差异。因此，本部分进一步对城乡失能老年人长期照护需求满足程度的影响因素进行分组分析与比较，结果见表2-3。

在人口特征变量方面，性别对城乡失能老年人长期照护需求满足程度均有显著影响，但影响强度不同。男性城市失能老年人长期照护需求满足程度为女性的0.747倍，而男性农村失能老年人为女性的0.652倍，显示性别差异在农村更为明显。年龄变量对城市失能老年人的需求满足程度有显著正向影响，表现为高龄城市失能老年人的需求满足程度是低中龄老年人的1.933倍，但年龄对农村失能老年人没有显著影响。此外，受教育年限和婚姻状况对城乡老年人的需求满足程度均无显著影响。

在社会经济变量方面，年家庭收入对农村失能老年人长期照护需求满足程度有显著影响，收入越高，农村老年人的需求满足程度越高，这表明经济收入对农村地区失能老年人的需求满足有重要作用。养老保险的影响仅在城市显著，享有养老保险的城市失能老年人需求满足程度是未享有养老保险者的1.553倍。社区医疗照护服务对农村失能老年人具有显著影响，农村地区的社区如果提供医疗照护服务，失能老年人需求满足程度显著提高2.936倍。对于同住女儿数，该变量对城乡失能老年人的需求满足程度均有显著影响，每增加一名同住女儿，城市和农村失能老年人的需求满足程度分别提高0.377倍和1.151倍，表明女儿对农村失能老年人需求满足的影响更为显著。照料者意愿在城乡两地均对需求满足程度具有显著正向作用，如果照料者愿意照顾老年人，则该老年人的需求满足程度显著提高。

在健康变量方面，慢性病仅对城市失能老年人需求满足程度有显著负面影响，患有高血压或心脏病的城市失能老年人需求满足程度较低，为无病群体的0.795倍。ADL失能状况与IADL受损状况在城乡均显著影响需求满足程度，但在农村影响更为显著，即失能状况越差，农村老年人需求满足程度越低。

综上所述，在城市中，男性、低中龄、缺乏养老保险、同住女儿数少、照料者不愿照护、患慢性病以及ADL与IADL失能程度为中度或重度的老年人，其长期照护需求满足程度较低。在农村，男性、年家庭收入低、社区无医疗照护服务、同住女儿数少、照料者不愿照护、ADL为中重度失能、IADL为轻度受损的老年人，其长期照护需求满足程度较低。此外，部分因素在城乡的影响程度差异明显，如年家庭收入、社区医疗照护服务、同住女儿数和失能状况对农村失能老年人的影响更为显著。

表2-3　中国失能老年人日常生活照料需求满足程度的城乡稳健性检验

自变量	城市		农村	
	回归系数	发生比	回归系数	发生比
前倾因素				
男（女）	−0.292+	0.747	−0.428*	0.652
高龄（低中龄）	0.659***	1.933	0.126	1.134
受教育时长	−0.007	0.993	0.036	1.037

续表

自变量	城市		农村	
	回归系数	发生比	回归系数	发生比
有配偶（无配偶）	0.018	1.018	0.310	1.363
使能因素				
年家庭收入（6000元以下）				
6000~20000元	0.100	1.105	0.023	1.023
20000~48000元	0.302	1.353	0.364+	1.439
48000元以上	0.247	1.280	0.344	1.411
养老保险（无）	0.440***	1.553	−0.176	0.839
医疗保险（无）	−0.070	0.932	0.073	1.076
社区生活照料（无）	0.018	1.018	0.053	1.054
社区医疗照料（无）	−0.060	0.942	1.077***	2.936
同住儿子数	0.105	1.111	0.184	1.202
同住女儿数	0.320*	1.377	0.766**	2.151
照料者愿意（其他）	1.571***	4.811	1.216***	3.374
需求因素				
慢性病（无）	−0.229+	0.795	−0.224	0.799
ADL失能状况（重度失能）				
轻度失能	0.468*	1.597	1.025***	2.787
中度失能	0.286	1.331	0.344	1.411
IADL受损状况（重度受损）				
轻度受损	0.748*	2.113	1.291*	3.636
中度受损	0.265	1.303	0.731*	2.077

注：每个变量括号内所示为该变量的参照组。*** $p<0.001$，** $p<0.01$，* $p<0.05$，+ $p<0.1$。

基于上述分析，社会经济变量和健康变量对中国失能老年人长期照护需求满足程度的影响显著，且这种影响存在明显的城乡差异。总体而言，长期照护需求满足程度较低的失能老年人主要具有以下特征：男性、低中龄、年家庭收入在 20000 元以下、未享有养老保险、居住社区无法提供医疗照护服务、同住女儿数量较少、照料者不愿意提供照护、存在慢性病，以及在 ADL 和 IADL 方面表现为中度或重度失能。

从城乡角度分析，在人口特征变量方面，性别差异在农村地区更为明显，年龄对城市失能老年人的长期照护需求满足程度影响显著，而对农村失能老年人则无显著影响。此外，受教育年限和婚姻状况对城乡老年人均无显著影响。在社会经济变量方面，年家庭收入对农村失能老年人具有显著影响，这表明经济收入在农村地区的重要性；而养老保险的享有情况仅对城市失能老年人有显著影响。社区医疗照护服务这一因素在农村地区的影响尤为显著；同住女儿数量对城乡失能老年人的长期照护需求满足程度均有显著影响，且女儿对农村失能老年人的影响更大。在健康变量方面，慢性病对城市失能老年人的长期照护需求满足程度有显著影响，患有高血压和心脏病的城市失能老年人其需求满足程度较低。ADL 失能状况和 IADL 受损状况对农村老年人的需求满足程度影响更为显著，即失能状况越差，农村老年人的需求满足程度越低。因此，许多因素的影响程度在城乡之间存在显著差异。

评估失能老年人是否获得了长期照护服务固然重要，这也是当前大多数服务评估工作的实践重点。然而，仅仅依赖于这一指标并不足以构成有效的质量监控。未来的评估工作亟须进一步测量所提供的服务是否能够满足老年人日益增长和多样化的需求。政府应将"未满足需求"纳入养老服务政策的绩效评估指标体系。通过设立相应的考核标准，政府可以对服务提供者和服务对象给予合理且有效的资金支持，以促进服务质量的提升和老年人需求的满足。这一举措不仅能够有效地反映老年人长期照护服务的实际效果，还能推动相关政策的优化，从而更好地满足老年群体的需求，提升他们的生活质量。

第四节　总结与讨论

本章围绕中国长期照护服务需求展开探讨，聚焦人口老龄化背景下失能人群、失智人群、慢性病共病患者的照护需求特征及其政策启示。首先，通过分析中国人口老龄化的历史根源与政策演变，揭示了中国老龄化现象的独特性及其对长期照护需求的推动作用。其次，从不同需求群体的视角出发，深入探讨了失能老年人、失智老年人和慢性病共病患者的长期照护需求，指出各类群体在自理能力、认知功能、健康状况等方面的差异性和复杂性。最后，本章详细分析了"未满足需求"问题在当前中国长期照护体系中的重要性，结合实证数据，进一步揭示了"未满足需求"的现状，并分析了影响"未满足需求"的关键因素。研究指出，尽管长期照护服务在不断发展，老年人的照护需求尚未得到充分满足。综合来看，本章为理解中国长期照护服务需求提供了基础性支持，为后续的服务优化和政策调整提供了理论和实践依据。

第三章

中国长期照护服务使用状况及其影响因素

本章将深入探讨中国长期照护服务的使用现状及其影响因素。随着人口老龄化问题的加剧，长期照护服务的需求在中国社会中日益凸显，这一现象在整个社会层面产生了深远的影响。因此，深入了解老年群体在长期照护服务中的使用情况及其影响因素，已经成为当前社会研究和政策制定中的重要课题。第一节将系统回顾中国长期照护服务的发展脉络，重点剖析机构照护、社区照护与家庭照护这三种主要照护模式的演变历程、现阶段的发展状况以及存在的问题。通过对这些照护模式的分析，揭示不同照护模式在实际运行过程中所面临的挑战和困境，为更好地理解其发展瓶颈提供参考。第二节则将运用安德森-纽曼模型（andersen model of health service use），以实证数据为基础，深入剖析影响中国长期照护服务使用的主要因素。具体来说，探讨前倾因素、使能因素、需求因素等多重因素如何交织并共同作用决定个体在选择长期照护服务时所面临的决策困境，进而影响其所获得照护服务的类型和强度。本章的研究目的在于通过理论分析与实证研究相结合，全面揭示中国长期照护服务的使用现状及其背后复杂的影响机制，为未来相关政策的制定和实施提供理论支持与数据依据，进而推动中国长期照护体系的优化与完善。

第一节　中国长期照护服务的发展

正如第一章介绍的，长期照护服务体系主要由机构照护、社区照护和家庭照护三种基本形式构成，这三种照护模式在中国的历史发展进程中经历了不同阶段的演变与调整。随着社会结构、家庭结构以及经济发展水平的变化，长期照护服务的形式不断丰富和完善，并且在各自的功能定位与服务范围上形成了互为补充、相互依赖的关系。本节将详细论述中国长期照护服务三种主要形式的发展脉络，并深入分析这些服务在实际运作中所面临的多重问题与挑战。

一、机构照护

（一）发展脉络

自 1949 年中华人民共和国成立以来，家庭便承载了对老年父母照护的主要责任，尤其是在长期照护服务体系尚不完善的历史背景下，家庭照护成为人们的主流选择。政府主要向"三无"老人和农村"五保"老人提供照护支持。"三无"老人特指那些无子女、无劳动能力且无收入来源的城市老年人，而"五保"老人则是指在农村地区中无收入、无子女或无亲属照顾的残障老年人。① 面对这些弱势老年人群体，政府通过设立福利机构为其提供必要的生活保障和基本照护服务。然而，随着中国经济和社会的持续发展，人口结构的变化日益明显，传统家庭照护的局限性也逐渐显现。家庭照护的功能受到挑战，尤其是在计划生育政策实施后，家庭结构的小型化使得一代或两代年轻人需要承载多位老年人的照护责任，这种状况日益增加，加剧了长期照护供需之间的矛盾。在这一背景下，机构照护逐渐成为弥补家庭照护不足的重要选项。

在中国的农村地区，政府资助的福利机构成为主要的长期照护服务提供场所，承担着为老年人提供机构照护的职责。政府设立的老年人福利机构最初主要面向那些"无家可归"、无劳动能力且缺乏经济来源的弱势老年人群体，如"三无"老人，以及因战争或其他原因而失去家庭支持的老兵。此外，退伍军人医院也是接收需要长期照护的军人或退伍老兵的重要场所。中国农村的养老机构一般由政府资助，提供简单的生活保障和基本的日常生活协助。然而，由于农村地区经济基础薄弱，养老设施往往比较简陋，缺乏足够的资

---

① WU B, MAO Z F, XU Q. Institutional Care for Elders in Rural China ［J］. Journal of Aging and Social Policy, 2008, 20 （2）: 218-239.

金支持，农村养老机构的服务能力受到限制，专业性不足，难以满足老年人日益多元化的长期照护需求。

自 1978 年市场化改革以来，中国的社会福利体系经历了显著的结构性变化，长期照护服务的提供模式和资金来源也发生了重大的转变。改革开放以后，政府不再单独承担老年人照护的全部责任，企业、慈善机构与家庭开始共同承担机构照护的建设与运行成本，尤其是在一些靠近大城市的地区，机构照护的发展速度相对较快。这些地区的许多长期照护福利机构开始接收那些由自己或家庭支付费用的老年人，通过收取服务费用来满足老年人对机构照护服务的需求。① 这些机构通常为入住的老年人提供配备基本家具的房间，并提供餐饮、家务、洗衣等服务，以确保老年人的日常生活所需。此外，这些机构还为老年人提供穿衣、进食和行走等日常活动的协助，帮助他们保持一定的生活自理能力。

近年来，随着老龄化人口数量的急剧增长，老年人对专业照护服务的需求越发迫切。为了应对这一挑战，中国的养老院和长期急性护理机构的数量也有所增加。养老院的服务对象主要是功能性受限较为严重的老年人，通过提供连续性护理来帮助他们维持基本的生活能力。长期急性护理机构则主要为那些虽然不再需要重症监护或复杂诊断，但仍需要持续专业治疗的重症患者提供照护。② 这些机构一般设有专业的医疗设备和护理人员，能够为患有慢性病或功能性障碍的老年人提供日常护理和医疗支持，以确保他们的生命质量。

2010 年以后，政府为进一步鼓励私营部门参与机构照护的发展，实施了一系列政策，包括简化准入审批流程、提供税收减免福利等，旨在推动更多的社会资本投入养老行业，发展符合市场需求的机构照护服务。在政府政策的支持下，中国的养老院床位数迅速增长，2019 年全国养老院床位总数达到

---

① YANG W, HE A J W, FANG L J, et al. Financing Institutional Long-Term Care for the Elderly in China: A Policy Evaluation of New Models [J]. Health Policy and Planning, 2016, 31 (10): 1391-1401.

② YANG W, HE A J W, FANG L J, et al. Financing Institutional Long-Term Care for the Elderly in China: A Policy Evaluation of New Models [J]. Health Policy and Planning, 2016, 31 (10): 1391-1401.

746 万张，年均增幅约为 10%。① 这些政策的实施不仅增强了机构照护服务的供给能力，也显著提升了服务的覆盖面和可及性，为有需要的老年人提供了更多选择。

（二）存在的问题

尽管机构照护的发展成效显著，但该领域仍然面临诸多挑战。首先，缺乏明确的服务准入标准和资格评估机制，使得长期照护资源难以准确匹配到真正有需求的老年人。目前，许多养老机构在接收入住时没有明确的需求评估标准，通常依据老年人的支付能力来决定服务提供，这导致部分经济条件较差的老年人难以获得及时有效的机构照护服务。② 尽管一些地方政府为经济困难且有照护需求的老年人提供了财政支持，但由于资金来源有限，该支持政策仅在部分地区实施，未能实现全国覆盖。缺乏有效的经济保障以及高昂的服务费用使得大多数普通老年人难以享受机构照护服务，这成为他们获得机构照护服务的主要障碍之一。③

其次，即使老年人能够承担高昂费用，机构照护的服务质量问题依然令人担忧。由于专业护理人员短缺以及服务标准不统一，许多养老机构的服务质量参差不齐。在城市中，提供专业护理服务的机构比例不足 40%，而在农村地区，专门为失能老年人提供护理的机构更是凤毛麟角。④ 由于照护服务质量无法保障，不少老年人对机构照护的信任度不高，他们更倾向于选择家庭照护。即使在有能力支付费用的情况下，许多老年人依然将机构照护视为"最后的选择"。

最后，社会对入住养老院的负面态度和传统观念也对机构照护的发展造成了一定的阻碍。对大多数中国老年人而言，进入养老院意味着被家庭"遗

① SUN C X, YU Y T, LI X X, et al. The Factors of Adaptation To Nursing Homes in Mainland China: A Cross-Sectional Study [J]. BMC Geriatrics, 2020, 20 (1): 517.

② WONG Y C, LEUNG J. Long-Term Care in China: Issues and Prospects [J]. Journal of Gerontological Social Work, 2012, 55 (7): 570-586.

③ YANG W, HE A J W, FANG L J, et al. Financing Institutional Long-Term Care for the Elderly in China: A Policy Evaluation of New Models [J]. Health Policy and Planning, 2016, 31 (10): 1391-1401.

④ WONG Y C, LEUNG J. Long-Term Care in China: Issues and Prospects [J]. Journal of Gerontological Social Work, 2012, 55 (7): 570-586.

弃",这一观念根深蒂固,导致不少老年人对入住养老院存在抗拒心理,他们认为只有在家庭无法照顾的情况下才会选择机构照护。① 相比之下,他们更希望在家中度过晚年,因为家庭环境能够为他们提供归属感、安全感与熟悉感。② 这种观念使得许多养老院即便具备足够的床位,也面临较高的空置率。据统计,2020 年中国养老机构的床位空置率高达 50%,机构照护服务在全国长期照护服务体系中所占比例依然较低。③

总之,中国的机构照护发展在一定程度上缓解了日益增加的长期照护需求压力,但仍面临诸多挑战,包括缺乏明确的准入标准、资金支持不足、服务质量不均、老年人经济负担沉重以及社会观念等问题。要实现机构照护服务的全面发展和普惠,仍需要在政策、资金、服务质量和社会观念等方面进行系统性改进。这不仅要求政府在政策导向和资金投入上更加积极,也需要全社会对老年照护的认知和态度进行有效转变,以促进机构照护服务的可持续发展。

二、社区照护

(一) 发展脉络

自 21 世纪初以来,中国的社区照护体系经历了显著的快速发展,逐步成为应对老龄化社会的重要手段。随着社会经济的不断进步和老年人口的持续增加,社区照护的理念和实践得到了进一步深化,成为社会保障体系的重要组成部分。社区照护在中国逐渐受到重视,越来越多的政策和措施旨在推动其发展,以满足日益增长的老年人照护需求。社区照护是指由政府和社会组织在社区内提供多元化的服务,以满足老年人及其他需要照护人群的日常生活与健康需求等。这些服务内容包括日常生活的帮助,例如,进食、洗澡、

① ZHAN H J, LIU G Y, GUAN X P, et al. Recent Developments in Institutional Elder Care in China: Changing Concepts and Attitudes [J]. Journal of Aging and Social Policy, 2006, 18 (2): 85-108.

② WILES J L, LEIBING A, GUBERMAN N, et al. The Meaning of "Aging in Place" To Older People [J]. The Gerontologist, 2012, 52 (3): 357-366.

③ DU P, DONG T Y, JI J Y. Current Status of the Long-Term Care Security System for Older A-dults in China [J]. Research on Aging, 2021, 43 (3—4): 136-146.

走动和家务处理，同时也涵盖了社区健康护理、心理健康支持和法律咨询等多方面。①

相比于传统的机构照护，社区照护具有显著的优势。社区照护能够满足老年人传统的居家养老观念，允许他们在熟悉的环境中接受照护，这不仅提升了老年人的安全感，还加强了他们与家人之间的情感联系。身处熟悉的环境中，老年人能够更好地适应生活，提高生活质量，同时保持独立性和尊严。此外，社区照护提供的服务往往包括日常生活的帮助、医疗护理、心理支持等，能够全面满足老年人的多方面需求。此外，社区照护有效减轻了家庭成员的照料负担，增强了家庭照料的可持续性。许多家庭面临着照护者资源短缺和照护压力大的问题，社区照护的引入使得家庭能够获得专业的支持和服务，减轻了照护责任，降低了老年人入住养老院的可能性。这不仅有助于家庭经济的稳定，也使得老年人在生活中能保持与亲属的紧密联系，促进了家庭和谐。社区照护还具有较高的经济性。通过在社区内提供服务，可以大幅降低老年人照护的整体费用。相较于机构照护，社区照护的成本通常更为可控，可以减轻家庭的经济负担。随着国家对社区照护的重视，相关政策逐步完善，社区照护的资源和服务供给也在不断增长，为更多需要帮助的老年人提供了支持。

伴随着《中国老龄事业发展"十二五"规划》等一系列政策文件的出台，中国社区照护服务发展进入了重要阶段。该规划明确提出了发展社区照护服务的战略目标，并为全国范围内的社区养老服务推广提供了政策依据。其核心目标是构建一个覆盖全国的社区照护服务体系，以应对日益增长的老年人口照护需求。为实现这一目标，政策内容涵盖了多样化的服务项目，包括生活照护、心理健康支持、法律咨询、健康促进等，旨在帮助老年人更好地适应生活、提升生活质量。具体而言，这些政策关注的服务领域包括日常生活照料、营养与饮食指导、健康监测以及社会活动组织等。此外，政策还特别强调了老年人参与社区活动的重要性，鼓励他们在社区中建立人际关系，增进社交互动，从而有效减少孤独感。在资源配置方面，政策通过国家与地

---

① 黄石松，孙书彦. 我国社区居家养老的发展历程、现实困境与路径优化 [J]. 中国国情国力，2021（10）：9-13.

方政府的财政支持，并结合社会力量的参与，推动社区照护服务的持续发展。随着这些政策的实施，全国范围内逐步建立了大量日托中心，这些中心不仅为老年人提供日间照护服务，还组织多样的文化娱乐活动，极大丰富了老年人的日常生活。① 中央政府于 2016 年进一步推出了一项全国性试点项目，旨在增强社区照护的重要作用。试点地区的数量从 2016 年的 26 个扩展到 2021 年的 203 个，覆盖了中国大陆的所有省份。② 这一系列措施的实施表明，社区照护在政府战略规划中的重要性不断增强，以居家为基础、社区为依托、机构为补充的多层次养老服务体系正在逐步建成。2022 年《"十四五"国家老龄事业发展和养老服务体系规划》进一步强调了社区在养老服务中的关键作用。③ 该规划指出，社区不仅是提供养老服务的重要场所，更是连接老年人与各类服务资源的桥梁。通过发挥社区的载体作用，可以为居家老年人提供生活、医疗、心理支持等多方面的具体服务。这种以社区为中心的模式，不仅能更有效地满足老年人的需求，还能增强他们的生活质量和安全感。构建"一刻钟"居家养老服务圈是这一规划的核心目标之一。具体而言，该服务圈旨在确保居家老年人能够在 15 分钟内获得基本的养老服务。这一理念的实施，强调了社区在服务提供中的便捷性与可及性。通过整合社区内的各类资源，如志愿者服务、医疗机构和社区活动中心，为老年人提供及时的照护和支持，避免因服务的缺乏而导致的老年人的孤独感和不安感。

具体来说，社区照护的服务形式依据目标人群的不同主要分为家庭照护服务和中心照护服务。家庭照护服务主要面向功能受限的个体，旨在满足他们的日常生活需求和基本健康护理需求。具体而言，家庭照护服务的内容包括个人护理、家务协助、上门访问和健康教育等。个人护理服务主要涉及协助老年人进行如洗澡、穿衣、进食等基本生活活动，确保他们能够保持良好

---

① FENG Z L, LIU C, GUAN X P, et al. China's Rapidly Aging Population Creates Policy Challenges in Shaping A Viable Long-Term Care System [J]. Health Affairs (Project Hope), 2012, 31 (12): 2764-2773.

② SU Q, WANG H, FAN L J. The Impact of Home and Community Care Services Pilot Program on Healthy Aging: A Difference-In-Difference with Propensity Score Matching Analysis from China [J]. Archives of Gerontology and Geriatrics, 2023 (110): 104970.

③ "十四五"国家老龄事业发展和养老服务体系规划 [EB/OL]. 中国政府网, 2022-02-21.

的个人卫生和生活品质。家务协助则包括清扫、做饭、购物等家务工作，以减轻老年人日常生活中的负担，提高他们的生活独立性。同时，上门访问服务可以为老年人提供社交互动的机会，减少他们的孤独感，增强他们的心理健康。健康教育则通过提供科学的健康知识和生活方式指导，帮助老年人提高自我保健意识，从而更好地管理自身的健康状况。

相较之下，中心照护服务则旨在满足更广泛人群的需求，包括有功能受限和没有功能受限的老年人。中心照护服务的特点是服务内容的多样性和全面性，除了基本的日常生活协助外，还涵盖了社交互动、娱乐活动、健康监测、法律咨询和心理咨询等多方面的支持。在社交互动方面，中心照护服务为老年人提供了一个参与社区活动的平台，鼓励他们与其他老年人建立联系，增强归属感和社会支持网络。这些活动可能包括集体游戏、文艺演出、社区聚餐等，有助于提升老年人的生活乐趣和社交能力。娱乐活动的提供也是中心照护服务的重要组成部分。这些活动不仅可以帮助老年人消磨时间，还能通过有趣的项目来刺激他们的认知能力，增强记忆力和反应能力。健康监测服务则关注老年人的身体健康，包括定期体检、慢性病管理、用药指导等，以确保他们的身体状况得到有效管理和改善。法律咨询在中心照护服务中也扮演着重要角色。许多老年人在生活中面临法律问题，如遗嘱、财产继承和个人权益保护等，缺乏相关法律知识的他们往往无法妥善处理这些问题。因此，中心照护服务提供专业的法律咨询，帮助老年人理解法律条款、权利和义务，指导他们合理规划个人事务，以维护自身的合法权益。心理咨询同样是中心照护服务的一项重要内容。随着年龄的增长，许多老年人可能会面临孤独、焦虑和抑郁等心理健康问题。通过心理咨询，专业人员能够为老年人提供情感支持，帮助他们倾诉内心的困扰与压力，改善心理健康状况。同时，心理咨询还可以帮助老年人提升自我认知和情绪管理能力，从而更好地应对生活中的挑战。

政府对社区照护的财政支持通常采用消费券或现金补贴的形式，以增强服务使用者的选择权和自主权。在消费券方案中，居民向所在社区的居委会申请消费券，居委会再将申请转交至市政府进行审批。作为社区管理机构，居委会在协调提供照护服务方面发挥核心作用。持有消费券的老年人可以自主选择政府授权的服务提供方，购买所需要的照护服务。这一方法在北京、合肥等城市被广泛应用。在现金补贴方案下，地方政府直接将资金转入符合条件的老年人银行账户中。例如，天津实施的老年照护资金是典型的现金补贴形式，此外还有部分地方政府在申请人符合条件的情况下，提前为其支付服务费用，使得老年人可以获得部分或全额免费的照护服务。①

　　值得注意的是，政府对社区照护服务的支持金额因地区而异。在天津，补贴仅面向低收入且生活在贫困线以下的老年人，补贴金额根据老年人残疾程度而不同，轻度、中度和重度残疾的老年人分别每年获得 2400 元、4800 元和 7200 元的现金支持。而在杭州，年收入低于 11004 元的残疾老年人每年可获得价值 4800 元的服务，年收入低于 36000 元的残疾老年人则每年可获得价值 1000 元的服务。②

（二）存在的问题

　　尽管社区照护近年来在中国蓬勃发展，但仍面临着诸多挑战。首先，在实际操作中，社区照护服务的使用者大多仍需要自付部分或全部的照护费用，政府的直接资助主要面向那些缺乏其他可用资源的老年人群体，如没有家庭照护者或养老金收入的个体。然而，对于这一部分需要帮助的老年人，政府的财政支持也受到严格的资格标准限制。这种限制导致很多真正需要照护的老年人未能获得应有的支持。比如，许多老年人的收入未达到低收入标准，他们获得的家庭照护资源也相对较少，但由于严格的资格审查，他们往往无法获得政府的帮助。由于缺乏足够的支持，这些老年人在面对生活中的困难时，常常处于无助的境地。这不仅影响到他们的生活质量，还对他们的身体和心理健康产生了负面影响。缺乏照护服务的老年人可能会产生孤独、抑郁等心理问题，而身体健康状况也往往因缺乏必要的照护而快速衰退。尽管政府通过消费券等政策尝试为老年人提供支持，但在实际操作中，许多老年人

---

①　HU B, LI B, WANG J, et al. Home and Community Care for Older People in Urban China: Receipt of Services and Sources of Payment [J]. Health and Social Care in the Community, 2020, 28 (1): 225-235.

②　HU B, LI B, WANG J, et al. Home and Community Care for Older People in Urban China: Receipt of Services and Sources of Payment [J]. Health and Social Care in the Community, 2020, 28 (1): 225-235.

即便持有消费券，仍难以承担服务费用。消费券的金额通常无法覆盖社区照护服务的较高费用，导致不少需要照护的老年人因经济困难而放弃服务需求，从而影响了健康。

另外，社区照护的服务专业性也面临着严峻挑战。由于服务人员的专业培训不足，许多照护服务的质量无法得到有效保障。大部分服务中心的工作人员往往是从其他行业转型而来的人员，他们缺乏必要的专业技能和老年医学培训。[①] 这种专业人员的短缺直接影响了照护服务的质量，使得许多老年人在接受服务时无法获得应有的关怀与支持。在社区照护的过程中，老年人往往面对的是缺乏专业知识的服务人员，使得老年人的需求难以得到满足。

与此同时，中国城乡差异的显著性也加剧了社区照护服务的供需矛盾。在城市地区，政府收入普遍较高，财政资源更加充裕，这使得城市能够更有效地发展社区照护服务。地方政府通常会设立专项基金，用于支持社区照护项目的实施。这些项目包括为老年人提供的家务协助、健康咨询、心理支持及法律咨询等多种服务。相比之下，农村地区的财政资源相对有限，社区照护服务的发展则显得更加滞后。这导致城市与农村在照护服务的可用性上存在显著差异。以 2022 年的数据为例，虽然城市地区的社区照护服务覆盖了大部分城市居民，但农村地区的覆盖率仅有一半。[②] 在农村地区，由于财政投入不足，社区照护服务的种类和数量都相对较少，老年人往往难以获得所需要的支持和服务。不仅如此，照护服务提供者的专业培训和技能水平也存在显著差异。在特大城市，如北京、上海，某些区的社区照护人员通常能够接受系统的专业培训，掌握提供高质量服务所需要的技能。他们定期参加培训课程，以更新自己的知识和技术，从而更好地服务于老年人。而在农村地区，由于缺乏相应的培训资源和条件，照护提供者的专业素养普遍不足，许多照护人员甚至没有接受过基本的老年护理培训。这种差异直接影响到社区照护服务的质量。城市地区的老年人通常能够享受到更为全面和高效的服务，他

---

① CHEN L, HAN W-J. Shanghai: Front-Runner of Community-Based Eldercare in China [J]. Journal of Aging and Social Policy, 2016, 28 (4): 292-307.

② SU Q, WANG H, FAN L J. The Impact of Home and Community Care Services Pilot Program on Healthy Aging: A Difference-In-Difference with Propensity Score Matching Analysis from China [J]. Archives of Gerontology and Geriatrics, 2023 (110): 104970.

们在心理支持、社会交往及生活质量等方面的需求得到了更好的满足。而农村地区的老年人则面临着服务资源匮乏、照护质量低下等问题，很多人因此被迫放弃了需要的照护服务，生活质量受到严重影响。综上所述，地方政府在社区照护方面的财政投入、服务可用性以及照护提供者的专业培训水平均在城市与农村之间形成了显著差异。这种差异不仅影响了社区照护服务的整体发展，也对老年人的生活质量产生了深远的影响。

总的来看，尽管中国的社区照护发展势头强劲，但在服务供给不足、资源分配不均和服务质量参差不齐等方面，依然存在许多亟须解决的问题。未来，政府和社会各界需要共同努力，通过政策支持、资金投入和人才培训等多方面的措施，推动社区照护服务的进一步优化与提升，以实现更全面的老年人照护服务体系。

三、家庭照护

（一）发展脉络

1. 传统社会

孝道作为儒家思想的核心观念，在传统中国社会中，具有深厚的文化根基，并在代际关系中发挥着关键作用。孝道不仅是对子女的道德约束，更是一种对父母的责任与义务，强调尊重和关爱父母，尤其是在他们年老或需要照顾时。孝道通常包括四个主要内容：尊重父母、关心父母健康、给予经济支持以及满足父母的各种需求。这些孝道行为不仅体现了子女对父母的感恩之心，也被视为代与代之间的道德义务。基于孝道的影响，家庭成员之间的关系更加密切，彼此形成了强烈的情感纽带，从而在代际传承中巩固了家庭结构的稳定性与持久性。①

在传统文化中，家庭是社会的基本单元，承担着保护和照顾老年人的主要职责。家庭不仅被视为经济、资源的聚集地，还在社会规范和道德责任方面扮演着重要角色。家庭成员之间的代际支持，尤其是对年长者的照顾，主要源于一种利他主义的观念，即帮助那些需要照顾却可能无法反向提供直接

---

① ZIMMER Z, KWONG J L. Family Size and Support of Older Adults in Urban and Rural China: Current Effects and Future Implications [J]. Demography, 2003, 40 (1): 23-44.

回报的家庭成员。① 这种利他行为不仅在家庭内部得以发扬，还在整个社会范围内形成了对孝道的普遍认同和尊崇。在传统家庭中，"家庭"是一个包含婚姻、血缘或收养关系的广义概念，通常是多代同堂的结构，这种家庭形态为照顾老年人提供了得天独厚的便利条件。② 多代同堂的居住方式使得家庭成员可以日常互动，不仅拉近了代际的关系，也使照护行为自然地融入家庭生活中，强化了亲人间的联系。家庭作为一个资源整合的场所，在代际支持体系中发挥着不可替代的作用。在这种环境下，家庭成员之间的责任与义务相互交织，形成了以亲情为纽带的支持网络。即便在现代社会，这种以家庭为中心的价值观依然在许多家庭中延续，体现出儒家思想对代际关系的深刻影响。实证研究也表明，孝道在中国传统家庭中扮演着利他主义的核心角色，尤其是在照护年长父母时，照护行为被认为是一种不可推卸的道德责任。③ 即便年长的父母已不具备回报的能力，子女对他们的无私照护仍然被视为一种理所当然的行为，这种道德义务感深刻影响了中国传统家庭结构中的代际关系和家庭凝聚力。④

由于孝道的核心地位，传统社会中家庭照护不仅被视为最重要的照护来源，甚至几乎是唯一的长期照护形式。家庭成员自然而然地承担起了照护老年人的责任，使他们能够在熟悉的家庭环境中生活，感受到家庭的温暖。这种家庭照护模式极大地减少了对外部机构的依赖，体现了家庭成员对彼此的责任心和归属感。老年人在家庭中的照护需求，包括日常生活的帮助、经济上的支持和情感上的慰藉，这些几乎完全由家庭成员承担，这在文化和社会层面上进一步巩固了家庭的整体性。传统家庭观念不仅为老年人提供了必要的物质支持，还使他们在心理和情感上获得了满足，这种对家庭的依赖和归

---

① 杜鹏，王永梅. 中国老年人社会养老服务利用的影响因素 [J]. 人口研究，2017，41 (3)：26-37.

② ZENG Y. Family Dynamics in China: A Life Table Analysis [M]. Wisconsin: The University of Wisconsin Press, 1991: 38.

③ WANG Y X, YANG W. Does Receiving Informal Care Lead to Better Health Outcomes? Evidence from China Longitudinal Healthy Longevity Survey [J]. Research on Aging, 2022, 44 (7—8): 510-518.

④ LAI D W L. Filial Piety, Caregiving Appraisal, and Caregiving Burden [J]. Research on Aging, 2010, 32 (2): 200-223.

属感也彰显了家庭在传统社会中的核心作用。在传统中国社会，家庭作为情感支持的核心场所，不仅提供物质保障，还肩负着情感关怀的责任。家庭成员之间的代际支持模式，使得老年人能够在家庭的温暖中获得照护，形成了一种基于亲情的支持网络。这种代际支持不仅是对孝道的实际践行，也反映出家庭作为文化和道德价值传承的重要场所。这种模式下，家庭成员之间的关系既包含责任，也充满关爱和亲情。代际支持不仅在老年人生活质量保障上具有直接的作用，还在情感上给予他们心灵的慰藉。由此，家庭照护成为传统社会中的核心照护方式，不仅满足了老年人的基本需求，还在代际关系的和谐中发挥了维护家庭凝聚力的作用。

在总结传统中国社会的家庭照护观念时，可以看到，孝道作为儒家思想的核心，形成了家庭内部代际支持的伦理基础。这种基于家庭的照护体系不仅满足了老年人对情感和物质的双重需求，还在家庭成员之间建立了稳固的责任和义务传承。孝道文化与代际支持的结合，使家庭照护超越了简单的物质支持，演变为一种深厚的文化传统。这种传统不仅塑造了个人的道德观，也在更广泛的社会层面上影响了家庭结构和社会稳定。家庭在孝道文化中的核心地位，使得家庭照护成为一种文化的必然产物，也为现代社会的家庭关系和社会伦理提供了宝贵的借鉴。

2. 现代社会

自中华人民共和国于 1949 年成立以来的 70 多年间，人口特征、经济发展及文化价值观的变迁共同推动了中国社会的深刻转型。家庭作为社会的基本单元，其变迁对传统的家庭照护模式产生了深远的影响。[1] 以下将探讨这些变化及其对理解中国家庭照护的重要性。

（1）家庭结构的变化

20 世纪 70 年代全面计划生育政策的实施，引发了家庭人口特征的显著转变。生育率的快速下降导致几乎每个家庭的子女数量减少。自 1980 年以来，尤其在城市地区，独生子女家庭的规模和比例大幅增加。据统计，1980 年城市中 50～59 岁的女性中间，25.18% 拥有一子一女，40.60% 只有一个儿子，

---

① YANG J H, DU S H. Family Change in China: A-70 Year Perspective [J]. China Population and Development Studies, 2021, 4 (2): 344-361.

30.48%只有一个女儿。① 该政策普遍被认为是家庭规模缩小的原因之一。根据数据，20世纪70年代初，中国平均家庭规模一度为4.8人左右，但随后的生育率下降使得这一数字逐渐降低。如表3-1所示，1990年降至3.96人，2010年更是降至3.09人。1982年，四口之家、五口之家是最常见的家庭类型，而六口及以上的家庭占总数的28%。然而，自1990年后，这种大型家庭结构逐渐不再普遍，三口之家成为最常见的家庭类型，到2000年这一比例为30%左右，而到2010年略微下降至27%。这一变化的主要原因在于单人或双人家庭的增加。②

表3-1　中国家庭规模的变化（1990—2010年）③

年份（年）	1人户（%）	2人户（%）	3人户（%）	4人户（%）	5人户（%）	平均家庭规模（人）
1990	6.27	11.05	23.73	25.82	33.13	3.96
2000	8.30	17.04	29.95	22.97	21.73	3.46
2010	13.66	24.37	26.86	17.56	16.66	3.09

随着越来越多的独生子女步入成年，独生子女之间结婚的可能性也随之增加，形成了所谓"4—2—1"家庭结构（四个祖父母、两个父母和一个子女）。④这种家庭结构为家庭支持带来了诸多挑战。具体来说，作为中间代的父母不仅要负责照顾独生子女，还需要承担起照料四位祖父母的重任，甚至可能还需要照顾在世的曾祖父母。这种责任分担的格局在家庭成员之间造成了较大的压力，尤其是对中间代的独生子女而言，他们通常没有兄弟姐妹可以共同承担这一责任。这一代人在父母年老时，面临着赡养两位父母和四位祖父母

---

① HU Z, PENG X Z. Household Changes in Contemporary China: An Analysis Based on the Four Recent Censuses [J]. Journal of Chinese Sociology, 2015, 2 (9): 1-20.

② HU Z, PENG X Z. Household Changes in Contemporary China: An Analysis Based on the Four Recent Censuses [J]. Journal of Chinese Sociology, 2015, 2 (9): 1-20.

③ HU Z, PENG X Z. Household Changes in Contemporary China: An Analysis Based on the Four Recent Censuses [J]. Journal of Chinese Sociology, 2015, 2 (9): 1-20.

④ JIANG Q B, SÁNCHEZ-BARRICARTE J J. The 4—2—1 Family Structure in China: A Survival Analysis Based on Life Tables [J]. European Journal of Ageing, 2011, 8 (2): 119-127.

的双重负担，显著增加了照护的压力。

家庭规模的快速缩小使得潜在的家庭照护者人数减少，造成了照护资源的紧缺。这不仅对家庭内部的支持体系构成挑战，也对未来家庭照护的可持续性产生了威胁。在这种背景下，传统的家庭照护模式面临重重困难，尤其是当中间代的独生子女需要在劳动力市场中奋斗时，他们可用于照护老年人的时间和精力显著减少。家庭照护的变化也反映出社会结构的演变。随着独生子女政策的实施，中国社会在家庭结构、代际关系及资源分配等方面都发生了深刻的转变。这一政策不仅影响了家庭规模的变迁，也对代际支持的模式提出了新的挑战。特别是在现代社会中，家庭照护的责任逐渐从传统的以大家庭为单位转向以核心家庭为中心。这种转变不仅影响了家庭成员之间的关系，也使得传统的孝道观念面临着重新被审视。

（2）农村到城市的流动

近年来，中国的市场化改革带动了经济的快速发展，使中国跃升为世界主要经济体之一。在这一进程中，劳动力市场的扩展以及就业机会的多样化促使大量农村劳动力向东部沿海地区流动，从而深刻影响了传统的家庭支持模式。[①] 这种农村向城市的劳动力流动在带来经济活力的同时，也对家庭内部，尤其是代与代之间的支持和照护功能产生了显著挑战。许多成年子女因在城市务工而减少了对农村老年父母的日常照顾和支持，传统的"家庭养老"模式因此受到冲击。

中国独特的户籍制度进一步加剧了这一现象。户籍制度要求每位公民在出生时登记为"城市户口"或"农村户口"，并且这种身份属性在资源分配方面扮演了重要角色。长期以来，户籍制度形成了城乡资源分配的"无形壁垒"，在教育、医疗等领域体现得尤为明显。尽管制度本身并未对人口流动设限，但未改变户口的流动人口在城市难以享受与本地居民相同的公共资源与社会福利的现状。沿海城市和主要大都市聚集了大量农村流动人口，但由于他们的户口仍然在农村，导致他们在城市工作和生活中面临资源短缺和福利不足的问题。例如，城市的医疗服务往往不涵盖他们农村医保系统的范围，

---

① HU B, MA S. Receipt of Informal Care in the Chinese Older Population [J]. Ageing and Society, 2016, 38 (4): 1-28.

子女在教育方面也无法享受城市居民的同等待遇。户籍制度的限制使得这些流动人口往往处于一种不稳定且脆弱的生存状态，面临诸多社会、经济和心理上的压力，甚至会遭遇隐性或显性的歧视。①

这种制度性限制使得流动人口难以实现"举家迁移"。对许多农村务工人员而言，携带年迈父母和子女一同迁居城市并不现实。因此，大量农村老年父母被迫处于"空巢"状态，即家庭内部仅剩老人，而成年子女则远赴他地谋生。随着这种迁移趋势的持续，空巢家庭比例不断攀升，农村老年父母与子女之间的地理距离和心理隔阂也日益扩大。与此相关的是，老年父母的日常生活照护需求无法得到及时满足，特别是在应对健康问题和生活困难方面，面临更加严峻的挑战。

空巢现象的加剧不仅改变了农村家庭的结构，还对家庭养老的可持续性提出了疑问。数据显示，目前空巢老人数量已显著增加，并呈现进一步扩大的趋势。据预测，到2030年，空巢老人家庭将占农村家庭总数的90%。② 这种情况给社会施加了严峻的养老压力，因为当代农村老年人普遍仍然依赖于传统的家庭支持体系。然而，子女的外流使得这一传统支持机制逐渐失效。特别是在日常生活照料方面，老年人面临的孤独、疾病和生活困难等问题日益突出。

（3）女性劳动参与率的变化

近年来，伴随着中国经济的快速发展，女性劳动参与率的上升对传统的家庭结构和代际支持模式提出了新的挑战。中国政府自改革开放以来，将女性职业参与视为社会发展的优先事项，并制定了一系列法律法规来保障女性的就业权益。③《中华人民共和国宪法》及《中华人民共和国婚姻法》均明确规定，女性享有与男性平等的权利，拥有自由选择职业的权利，并有权参与

---

① ZHANG H H, JIANG Y Y, RAO W W, et al. Prevalence of Depression among Empty-Nest Elderly in China: A Meta-Analysis of Observational Studies [J]. Frontiers in Psychiatry, 2020, 7 (11): 1-10.

② ZHANG H H, JIANG Y Y, RAO W W, et al. Prevalence of Depression among Empty-Nest Elderly in China: A Meta-Analysis of Observational Studies [J]. Frontiers in Psychiatry, 2020, 7 (11): 1-10.

③ YANG H, ZHANG Z Y. A Review of Laws and Regulations Related to Women's Employment in China [J]. China Population and Development Studies, 2020, 4 (2): 202-212.

劳动市场及各类社会活动。这些政策的实施使女性在经济领域的参与程度显著提高。随着经济的不断增长，女性在职场的机会也逐步增多，越来越多的女性不仅仅局限于传统的职业角色，甚至在创业和创新领域崭露头角，成为企业家和创新者。尤其是在城市地区，女性就业或创业人数显著增加。[1] 数据显示，从 1978 年到 2016 年，城市中正式就业的女性人数从 3128 万增加至 6527 万。在金融、科学研究和高科技等领域，女性的就业人数从 1978 年的 45 万增加到 2016 年的 579 万。[2] 这一趋势反映出女性在经济发展中的地位显著提高，作用逐渐增强。然而，随着女性劳动参与率的上升，女性在家庭照护与职业发展之间的双重角色压力也愈加明显。她们不仅要在职场上承担工作职责，还要在家庭中承担照顾子女和年迈父母的责任。这种多重责任的叠加，使得女性在工作和家庭之间的平衡变得越发困难，特别是在缺乏有效支持的情况下，这种现象尤为突出。[3]

随着经济增长和服务业的市场化，家政服务市场在城市中快速扩展，为部分城市女性缓解了照护负担。在城市，女性在职场与家庭之间的矛盾催生了对家政服务的需求，家政市场快速发展。大量农村女性作为流动人口进入城市，成为付费家政服务人员的主要来源，为城市家庭提供儿童照护、老人护理及家务管理等服务。[4] 这些农村女性因长时间、远距离地从事家政工作而无法为自己的家庭提供有效支持，尤其在赡养老年父母方面，她们往往难以实现高质量的日常照护。[5] 此外，越来越多的农村女性选择留在城市就业，她们逐渐失去了与农村家庭，尤其是与老年父母的日常联系。这种城乡分隔进一步削弱了女性作为代际支持提供者的角色，导致农村老年父母日常照护的

① XI X X. Reasons for China's Changing Female Labor Force Participation Rate [J]. Advances in Computer Science Research, 2017, 76 (6): 277-282.

② YANG H Y, ZHANG Z Y. A Review of Laws and Regulations Related to Women's Employment in China [J]. China Population and Development Studies, 2020, 4 (2): 202-212.

③ 佟新，周旅军. 就业与家庭照顾间的平衡：基于性别与职业位置的比较 [J]. 学海, 2013 (2): 72-77.

④ COOK S, DONG X Y. Harsh Choices: Chinese Women's Paid Work and Unpaid Care Responsibilities under Economic Reform [J]. Development and Change, 2011, 42 (4): 947-965.

⑤ XI X X. Reasons for China's Changing Female Labor Force Participation Rate [J]. Advances in Computer Science Research, 2017, 76 (6): 277-282.

缺失。尽管家政服务市场的扩展在一定程度上减轻了城市中女性的照护压力，但对农村的女性而言，她们由于要在经济上支持家庭，因此难以实际参与照顾老年父母的日常生活。这样一来，农村老年人的家庭照护需求便面临着人手不足的问题，"空巢老人"的比例与日俱增，他们面临日益严峻的孤独和照护缺乏问题。

（4）传统文化价值观的变化

现代化进程对中国传统文化产生了深远影响，尤其是对孝道价值观的削弱。自20世纪80年代以来，西方个人主义思想逐渐渗透到中国社会，尤其是在年青一代中作用愈加显著。个人主义强调个人的权利与自由，鼓励个体追求自身利益，而常常忽视他人的需求和权利。[1] 这种价值观的转变对传统的孝道观念构成了挑战，导致许多年轻人开始质疑和抵制父母的权威以及孝道的责任。

在这一背景下，代际关系中的支持模式也发生了显著变化。传统上，中国的家庭结构强调代际的相互支持与照顾，子女对父母的无条件关怀是孝道的重要体现。然而，现代社会中，年轻人越来越倾向于将个人权利置于传统义务之上，重塑了代际支持的动力结构。[2] 在这种新模式下，代际关系中的交换动机逐渐取代了以往的利他动机。研究表明，成年子女对父母无条件照护的意愿显著下降，反而在父母可以照顾孙辈或提供未来经济支持时，才愿意为父母提供照护。[3] 这种变化不仅体现在个体家庭中，还反映了更广泛的社会文化转型。年轻人追求个体自由的趋势，使得家庭中的传统角色和责任划分变得模糊。许多年轻人认为，照护父母的责任不再是他们的义务，而是一种基于互惠关系的选择。这种观点的形成，既是对传统孝道文化的反思，也是对现代社会个体价值的认同。

---

[1] LIU W T, KENDIG H L. Critical Issues of Caregiving：East-West Dialogue［M］// Who should Care for the Elderly？. Singapore：Singapore University Press，2000：1-23.

[2] QI X Y. Filial Obligation in Contemporary China：Evolution of the Culture-System［J］. Journal for the Theory of Social Behaviour，2015，45（1）：141-161.

[3] 安瑞霞. 老年父母的社会经济地位对子女赡养行为的影响［J］. 人口与发展，2019，25（5）：21-29，98. 刘岩. 私人代际转移动机研究：基于 CHARLS 的实证分析［J］. 经济理论与经济管理，2015（10）：56-66.

综上所述，社会变迁已重新塑造了代际关系。人口结构变化、经济发展以及文化价值观的转变，给家庭照护老年人的能力带来了显著挑战。随着生育率的降低，工业化、城市化和人口迁移的加速，潜在的家庭照护者数量不断减少，而老年父母对照护的需求在持续上升。在"4—2—1"家庭结构中，作为中间代的成年子女将大部分时间投入工作和照顾唯一的孩子，从而减少了照顾年迈父母的时间，尤其是在父母居住较远的情况下，这一问题尤为突出。成年女性在劳动力市场的参与率提高，他们通常承担主要的家庭照护责任，这对家庭支持的可用性产生了深远影响。越来越多的女性进入职场，意味着她们的时间和精力更多地被工作占据，难以兼顾家庭责任和职业发展。这不仅减少了她们照顾父母的时间，也可能导致家庭成员之间的情感联系日益疏远。同时，现代社会中年轻人的价值观逐渐转变，个人主义的兴起使得许多年轻人更注重自身的职业发展与生活质量，而对父母的照护责任常常被视为一种负担。这种现象在经济快速发展的背景下越发明显，年轻人面临高昂的生活成本和沉重的职业压力，因此，他们在家庭中的角色和责任也随之发生了变化，家庭照护的可持续性受到了巨大的挑战。

随着社会的发展，孝道这一传统价值观在中国逐渐弱化。对此，中国政府出于对传统孝道衰退的担忧，开始将其纳入法律法规之中。《中华人民共和国宪法》明确规定，国家应当保障老年人的合法权益，倡导全社会尊老爱幼的传统美德。而《中华人民共和国老年人权益保障法》进一步细化了这一要求，规定居住在外的成年子女应当定期探访并照顾年迈的父母。这些法律的实施旨在维护老年人的基本生活权益，强调家庭在照护老年人方面不可或缺的责任。法律要求成年子女确保生病的老年父母及时获得照护，并对那些无法在日常生活中照顾父母的子女提出了相应的经济或情感支持义务。这意味着，不履行孝道责任者可能会在道德上受到社会的批评，或在经济上受到制裁。

除了中央政府的立法举措，各地方政府也积极出台相关政策，以鼓励成年子女履行对老年父母的责任。北京市政府曾批准了一项倡议，呼吁创建适老化城市。其中，建议企业和其他雇主给予员工"孝敬假"，旨在方便员工探访年迈父母并协助其日常生活。这一政策不仅体现了政府对孝道的重视，也为年青一代在工作与家庭责任之间提供了更大的平衡空间。上海市政府将孝道引入社会信用体系，评估成年子女探访父母的频率以及对父母的基本生活保障。如果成年子女违反相关规定，其信用评分将受到影响。这一措施的实施，进一步反映了社会对孝道行为的重视，以及通过信用体系引导承担家庭责任的创新思路。①

在当前的社会背景下，建立健全的社区照护和机构照护系统需要一定的时间与资源，而对家庭照护的偏好在短期内不太可能发生显著变化。因此，在未来的几十年里，家庭照护仍是中国长期照护系统的基石。家庭照护作为一种传统的照护方式，深深扎根于中国的文化和社会结构之中。孝道作为中国文化中的核心价值观，强调对年长者的尊重和关爱，使得家庭成员，尤其是成年子女，对年迈父母的照护责任感更加突出。这种责任感不仅是一种道德义务，更是一种社会期望。即使是现代社会，成年子女还是通常被期待在生活中主动关心、照顾年长的父母，包括与他们同住和在日常生活中给予支持。② 此外，家庭照护在实际操作中具有许多优势。家庭成员之间的情感纽带能够增强照护的质量和效果。家庭成员对彼此的了解使得照护过程更具针对性，能够更好地满足老年人个体的需求。家庭照护通常还伴随着情感上的支持，能够有效减轻老年人的孤独感，提高他们的生活质量。在社区和机构照护尚不完善的情况下，家庭照护往往成为老年人最为依赖的照护模式。

随着社会的快速变化，家庭结构、生活方式、经济状况等方面的变化也对家庭照护提出了新的挑战。例如，越来越多的年轻人因工作原因离开家乡，致使他们无法定期照顾年迈的父母。同时，城市化进程加快，生活成本上升，使得家庭成员在工作和照护之间难以找到平衡。但是家庭照护的核心价值和重要性依然存在，成年子女在照护父母时仍然感受到来自社会和文化的强烈期望。因此，家庭照护仍然是中国长期照护服务的基石，且在照护模式中占据着最大的比重。

---

① CHEN Y X, CHEUNG A. The Transparent Self Under Big Data Profiling: Privacy and Chinese Legislation on the Social Credit System [J]. Journal of Comparatine, 2017, 12 (2): 356-378.

② LAI D W L. Filial Piety, Caregiving Appraisal, and Caregiving Burden [J]. Research on Aging, 2010, 32 (2): 200-223.

（二）存在的问题

家庭照护在现代社会中扮演着至关重要的角色，尤其在中国，随着老龄化进程的加速，越来越多的家庭需要承担照护老年人的责任。然而，家庭照护面临的挑战和问题也日益凸显，严重影响了照护质量和家庭成员的生活。

相比于社区照护和机构照护，家庭照护不专业的问题十分明显。许多家庭的照护者往往缺乏专业的培训和知识，无法有效满足老年人及残疾人的特殊需求。尽管大多数子女出于爱心和责任感承担照护任务，但由于缺乏医学、护理等相关知识，他们在照护过程中常常感到无能为力。老年人可能患有多种慢性疾病，这要求照护者具备一定的医学知识，能够及时识别病情变化并采取相应措施。比如，照护者需要懂得如何管理药物，如何进行日常健康监测，以及如何处理突发状况。然而，现实中很多家庭照护者缺乏这种基本的专业能力，导致老年人在照护过程中出现不必要的风险。例如，照护者可能因为不当的身体移动方法而导致老年人跌倒，或因错误的药物管理使老年人病情加重。照护不专业不仅直接影响了老年人的健康状况，也增加了照护者的心理负担和焦虑感。

与此同时，家庭照护的负担越来越沉重。随着家庭中老年人的数量增加，特别是在独生子女政策实施后的社会背景下，许多年轻家庭只能依靠一两个子女来承担照护责任。这种情况下，照护者不仅要照顾父母，还可能要照顾祖父母或其他亲属。这样的多重责任使得照护者面临极大的压力，许多照护者因此出现身体和心理上的疲惫与焦虑。具体来说，长期承担照护工作的家庭成员常常会感到身心俱疲，甚至出现抑郁等心理健康问题。这种沉重的负担还可能导致家庭成员之间的冲突，尤其是在照护方式、资源分配等问题上，家庭成员容易产生意见分歧。

另一个显著的问题是与子女的工作冲突。现代社会中，尤其是在城市中，工作压力不断加大，许多年轻人忙于职业发展，面临着长时间的工作、加班和职场竞争等挑战。尽管大多数年轻人希望能够照顾年迈的父母，但实际情况往往让他们难以实现这一愿望。许多子女由于工作繁忙，无法定期回家照顾父母，这使得他们在家庭照护和职场之间面临艰难的取舍。一方面，他们希望承担起照护责任，另一方面，工作和生活的压力又让他们感到无奈。当子女无法及时回家照顾老人时，老年人可能会感到孤独和被忽视，这不仅影响了他们的心理健康，也在一定程度上加剧了家庭关系的紧张。长时间的缺席可能使得子女与父母之间的关系疏远，尤其是在缺乏有效沟通的情况下，老年人对照护者的依赖感和信任感可能会进一步降低，从而影响照护的效果。

缺乏无障碍环境的问题也使家庭照护的挑战更加复杂。许多家庭的居住环境缺乏适合老年人和残疾人的无障碍设施，例如，坡道、扶手、宽敞的通道等。这种不便之处使得老年人在日常生活中活动受限，增加了照护者的负担。在家庭中，如果老年人需要用轮椅或其他辅助设备，而家庭环境未能提供足够的便利，照护者可能需要花费更多的时间和精力来帮助他们完成简单的日常活动。此外，居住环境的安全性也是一个重要因素，缺乏无障碍设施可能导致老年人发生意外伤害，甚至在一些情况下，可能致命。改善家庭环境的无障碍设施往往需要经济投入，但许多家庭由于财务状况有限而无法进行必要的改造，从而使照护工作更加艰难。

更重要的是，家庭照护的可持续性问题日益突出。在中国，生育率的降低使得许多家庭只能依靠一两个子女来承担照护责任。这种结构性变化使得照护负担加重，尤其是在独生子女政策实施后，许多家庭中仅有一个子女负责照顾年迈的父母。当这一代人变老后，照护责任往往会集中在极少数人身上，造成了照护资源的紧张。面对日益增加的老年人群体，单一的家庭照护模式显然难以满足需求，家庭照护的模式变得日益不稳定。

总体而言，家庭照护面临的挑战是多方面的，涵盖了照护专业性、家庭负担、工作冲突、居住环境和可持续性等问题。这些问题相互交织，构成了一个复杂的照护模式。要有效解决这一问题，需要政策制定者、社会组织和家庭成员共同努力，从各个层面进行综合治理，以实现一个更为可持续和高效的照护模式。

第二节　影响长期照护服务使用的因素

在深入了解中国长期照护服务的类型、发展脉络及存在的问题后，本节将重点探讨影响长期照护服务使用的多重因素。通过结合实证数据，运用安德森-纽曼模型，本节旨在全面分析前倾因素、使能因素和需求因素如何影响老年人对长期照护服务的选择及其使用强度。

一、理论框架

优化长期照护服务资源的前提是了解哪些因素可能影响长期照护服务的使用。随着全球人口老龄化的加剧，长期照护服务的需求不断增长，这使得识别影响服务使用的因素变得尤为重要。安德森-纽曼模型在这一研究中提供了一个有效的框架。该模型将影响个人长期照护服务使用的因素分为三类：前倾因素、使能因素和需求因素。[①]

前倾因素指的是个体倾向于使用长期照护服务的各种因素，包括人口学特征、社会结构和健康信念等。这些因素对个体的服务使用决策产生深远影响。首先，人口学特征，如年龄、性别和婚姻状况，直接关系到个体的健康需求。例如，随着年龄的增长，老年人通常面临更多的健康问题，因而更容易对长期照护服务产生依赖。根据研究，老年人在生活自理能力下降、慢性病增加的情况下，对照护服务的需求显著增加。[②] 社会结构因素同样不可忽视。教育水平、职业等社会因素会影响个体对长期照护服务的认知和态度。受过高等教育的人往往更容易了解可用的长期照护服务资源，也更可能主动寻求这些服务，如社区专业人员的照护，这种现象在社会经济较为发达的地区尤为明显。职业类型也会影响长期照护服务的使用。高强度、时间紧张的工作可能导致个体的健康受损，其照护需求有所增加，进而增加对照护服务的使用。其次，文化背景也可能影响个体的照护观念。例如，在某些文化中，家庭照护被视为理所当然，这可能会使得个体更倾向于依赖家庭成员而非外部资源提供的服务。这种文化观念的影响可能导致人们在需要照护时更少寻

---

① ANDERSEN R, NEWMAN J F. Societal and Individual Determinants of Medical Care Utilization in the United States [J]. The Milbank Memorial Fund Quarterly: Health and Society, 1973, 51 (1): 95-124.

② 彭希哲，宋靓珺，黄剑焜. 中国失能老人长期照护服务使用的影响因素分析：基于安德森健康行为模型的实证研究 [J]. 人口研究，2017，41 (4)：46-59.

求外部帮助，从而影响整体照护服务的利用率。健康信念是影响长期照护服务使用的重要因素之一。个体对长期照护服务的知识、态度和价值观直接影响其使用行为。如果个体对长期照护服务缺乏了解，可能会错失重要的照护机会。例如，在一些社区中，缺乏长期照护服务知识的居民可能不清楚何时需要寻求专业照护，或者不信任外部服务的质量。最后，社会对长期照护服务的认可度和支持力度也会影响个体的决策。在某些农村地区，传统观念可能导致人们不愿意接受专业照护，而是倾向于依赖家庭成员进行照护，这种心理障碍可能影响社区照护服务的利用率。

　　使能因素则指个人获得长期照护服务的能力，包括个人、家庭及社区资源。即便个体有照护需求，缺乏必要的资源也会限制其对服务的使用。个人或家庭的经济状况是一个关键因素。高收入家庭通常能够承担更优质的照护服务，而低收入家庭则可能因为经济压力而无法寻求必要的照护服务。这种资源的不平等加剧了社会在长期照护方面的差异，导致一些群体无法获得应有的照护服务。家庭资源的可用性同样重要。家庭成员的医疗保险、长期照护保险及商业保险状况和照护能力都会影响个体的照护选择。例如，拥有保险的家庭更倾向于使用长期照护服务，因为保险能够减轻经济负担，提高照护服务的可及性。调查显示，有保险的老年人更愿意寻求专业的照护服务，这与他们对服务的信任和可支付能力密切相关。[①] 此外，家庭成员的照护能力也至关重要。例如，年轻家庭成员如果没有足够的时间和能力来照顾年迈的父母，可能会被迫选择外部照护服务。但这一选择通常会受到经济和社会因素的制约，导致家庭在照护决策中面临更多困境。社区资源的可用性也是使能因素中的一个关键要素。尤其是社区内专业照护人员的可用性直接影响居民是否使用长期照护服务。如果某个社区缺乏足够的照护资源，居民在需要照护服务时可能面临选择困难。社区医疗服务的质量和可及性也是影响长期照护服务使用的重要因素。服务设施的距离、服务时间的灵活性以及交通便利性都会影响个体对长期照护服务的选择。如果医疗设施离居民较远，或者服务时间不够灵活，都会使得居民在寻求照护服务时感到不便。

---

① 彭希哲，宋靓珺，黄剑焜. 中国失能老人长期照护服务使用的影响因素分析：基于安德森健康行为模型的实证研究 [J]. 人口研究，2017，41（4）：46-59.

需求因素则指个体感受到的对长期照护服务的需求，包括自理能力、患病状况、认知状况等。个体的健康状况直接影响其对长期照护服务的需求。研究发现，健康状况较差的老年人更容易寻求照护服务，尤其是在生活自理能力下降的情况下，照护需求会显著增加。[①] 例如，许多老年人由于患有慢性病，日常生活中需要他人帮助才能完成基本活动，这种情况下，他们对照护服务的依赖度自然提高。生活自理能力的下降、慢性病的增加都会直接导致对长期照护服务的需求上升。对一些老年人而言，随着身体机能逐渐衰退，他们可能无法独立完成日常活动，如洗澡、穿衣和吃饭等。这种生活能力的降低使得他们不得不寻求照护服务以满足基本的生活需求。

安德森-纽曼模型的应用为理解长期照护服务的使用提供了重要的框架。通过识别前倾因素、使能因素和需求因素，研究人员和服务提供者能够更好地分析和评估服务利用的复杂性。这种模型不仅可以应用于学术研究，也为实践中的服务提供和政策制定提供了理论支持。在实际应用中，通过深入分析不同群体在使用长期照护服务时面临的障碍，可以更有效地设计针对性的干预措施和资源配置方案。了解影响服务使用的各类因素，帮助服务提供者优化资源分配，提高服务的可及性和效率。特别是在老年人照护领域，识别不同社会群体在照护需求和使用行为上的差异，有助于制订更加细致入微的照护计划，满足个体化需求。安德森-纽曼模型还为长期照护服务研究提供了新的视角，促使研究者从多维度去探讨长期照护服务的使用问题。通过结合社会学、经济学和公共卫生等领域的理论，研究者可以更全面地理解长期照护服务的动态变化及其背后的社会因素。这种跨学科的研究方法，有助于推动照护服务的创新和改进。总之，通过这一模型的深入应用，可以为应对日益增长的长期照护需求提供科学依据，提升老年人的生活质量。

二、实证分析

本节基于 2005 年、2008 年、2011 年和 2014 年 CLHLS 数据，对中国失能老年人长期照护使用情况进行分析。关于该数据的基本情况，本书在第二章

---

① 彭希哲，宋靓珺，黄剑焜. 中国失能老人长期照护服务使用的影响因素分析：基于安德森健康行为模型的实证研究［J］. 人口研究，2017，41（4）：46-59.

第三节已进行了详尽介绍。接下来，首先介绍本部分实证分析的样本构成和变量设置；其次，详细阐述本部分所采用的实证方法，以确保分析的科学性和严谨性；最后，通过实证分析展示影响长期照护服务使用的因素，以期为中国失能老年人长期照护服务使用的研究提供深入见解。

（一）数据和变量

1. 样本构成

由于 2005 年之前的调查未收集关于长期照护服务使用的相关信息，本研究的数据主要基于 2005 年、2008 年、2011 年和 2014 年的调查结果。在 CLHLS 中，受访者会被询问在进行 ADL 时是否需要帮助。这些活动包括洗澡、穿衣、上厕所、室内转移、保持排泄控制以及进食。若受访者表示需要帮助，接下来将询问他们的主要照护人是谁，此问题为单选题。选项涵盖了多种照护来源，包括配偶、子女、孙辈、其他亲属、朋友、邻居、社会服务和保姆。这一设计能够深入探讨不同类型的照护关系，反映出老年人在照护方面的多样性与复杂性。进一步而言，如果受访者回答的主要照护人是家庭照护人，研究将继续询问他们在过去一周内从子女或孙辈那里获得帮助的总小时数。这一细致的设计不仅能够量化家庭成员提供的照护支持，也有助于揭示家庭照护的强度与频率，从而更全面地反映出老年人的照护需求与家庭的照护能力。因此，为确保研究结果的准确性与相关性，本研究将分析范围限制在 65 岁及以上、在 ADL 中有一项或多项活动受限的老年人。最终的样本量为 11158 个，这一规模不仅增强了研究的代表性，也为后续分析提供了丰富的数据基础。

2. 变量设置

本节构建了两个因变量：（1）长期照护服务使用情况，包括三组二元变量：未接受任何照护、家庭照护作为主要的照护来源（主要照护人是配偶、子女、孙辈、其他亲属、朋友或邻居），以及社区或机构照护作为主要的照护来源（主要照护人是社会服务或保姆）。本节未将社区照护和机构照护分开，是因为在选项中无法清晰区分出这两者。此外，有研究会将同时使用家庭、社区和机构照护的情况纳入分析①，但由于 CLHLS 仅收集主要照护人的信息，因此无法捕捉到混合照护的现象，这使得在数据中判断个体是否可能同时接受多种照护形式变得不可能。（2）家庭照护的强度，这是一个连续变量，以对数形式表示，基于受访者在上周从子女或孙辈那里获得的照护小时数的信息。

基于安德森-纽曼模型和关于中国长期照护服务使用的相关研究，本研究控制了前倾因素、使能因素和需求因素。② 前倾因素包括年龄、性别、受教育程度和婚姻状况。年龄为连续变量。性别为二元变量，女性为参照组。受教育程度为分类变量。受访者回答"您上学多少年？"，根据回答 0 年、1~6 年和 7 年以上，将教育分为三类：未受教育（参照组）、小学、初中及以上。婚姻状况分为三类：已婚（参照组）、丧偶和其他（分居、离婚、从未结婚）。

使能因素包括居住地、收入、居住安排、存活成年子女数量、子女是否提供经济支持、社区是否提供照护服务。居住地为分类变量，分为城市（参照组）、镇和农村。与许多发展中国家类似，中国存在双重经济结构，即城市中高度发达的工业部门和农村中相对落后的农业部门并存；在中国的城市化进程中，镇连接了城市和农村，发挥了重要作用。这种城乡差异直接影响老年人获得长期照护的渠道及其对长期照护的偏好，因此需纳入分析。收入指老年家庭的人均年收入。调查通过"您家庭去年总收入是多少？"收集收入信息。在调整家庭收入时，考虑了家庭规模和人口构成，采用等效规模进行调整，公式为

$$AE = (A + P \times K)^F$$

其中，A 为家庭中成人数量，K 为儿童数量，P 为儿童折算成成人的比例，F 为规模经济系数。在本研究中，P 设定为 0.3，F 设定为 0.75。③ 此变

① CARRINO L, ORSO C E, PASINI G. Demand of Long-Term Care and Benefit Eligibility across European Countries [J]. Health Economics, 2018, 27 (8): 1175-1188.

② 彭希哲，宋靓珺，黄剑焜. 中国失能老人长期照护服务使用的影响因素分析：基于安德森健康行为模型的实证研究 [J]. 人口研究，2017，41 (4): 46-59.

③ YANG W. China's New Cooperative Medical Scheme and Equity in access to Health Care: Evidence from a Longitudinal Household Survey [J]. International Journal for Equity in Health, 2013, 12 (1): 20.

量为连续变量。由于收入不平等对极端收入值（高值和低值）敏感，因此依据惯例，剔除调整后家庭人均收入分布的前 0.5% 和后 0.5%。① 2005 年、2008 年和 2011 年的收入值通过消费价格指数调整至 2014 年的水平。所有模型中，本研究采用家庭人均收入的对数形式，以考虑其非线性关系。② 居住安排为二元变量，表示个体是否与家庭成员同住。存活子女数表示个体拥有的存活子女数量。子女是否提供经济支持则基于个体是否获得子女的经济援助来衡量。此变量的纳入是因为在中国，子女向年迈父母提供经济支持是一种普遍现象。成年子女通常移居至经济发达地区，为农村的年长父母提供经济支持，这可能影响老年人的社会经济地位及其长期照护偏好。社区照护服务的可用性为二元变量，表示个体是否居住在提供社会照护服务的社区。由于社区照护服务的可获得性可能影响老年人对长期照护类型的选择，因此将该变量纳入分析。

需求因素包括自评健康、慢性病数量、ADL 受限项数和认知功能。自评健康通过"您目前如何评价自己的健康状况？"的问题进行评估，受访者可选择 5 个选项：非常好、好、中等、差和非常差。将回答归类为三组："差"（参照组）、"中等"和"好"。慢性病数量为计数变量，表示受访者患有的慢性疾病数量。ADL 项目包括 6 项活动：洗澡、穿衣、室内移动、如厕、进食和控制排泄。每项活动有三个答案类别："能够独立完成""需要一些帮助"和"无法独立完成"。ADL 受限项数为连续变量，表示受访者在 6 项活动中"需要一些帮助"或"无法独立完成"的总数。认知功能则通过中文版简易精神状态检查量表进行测量。该量表根据国际标准进行翻译，并结合了中国老年人的文化和社会经济背景，确保所有项目便于理解和回答。量表原始版本包含 24 个项目，涵盖 6 个维度：5 个定向项目、3 个登记项目、1 个命名项目、5 个注意和计算项目、3 个回忆项目和 7 个语言项目。中文版量表的总分范围为 0 到 30 分，得分越高表示认知功能越好。为便于分析，本研究构建了

①　YANG W. China's New Cooperative Medical Scheme and Equity in access to Health Care：Evidence from a Longitudinal Household Survey ［J］. International Journal for Equity in Health，2013，12（1）：20.

②　WOOLDRIDGE J M. Introductory Econometrics：A Modern Approach ［M］. 5th ed. Mason：Cengage Learning，2012：122.

一个标准化的单一得分，且已有文献验证了中文版量表的有效性和可靠性。[①]
样本的描述性统计信息详见表3-2。

表 3-2 样本描述性统计

变量	平均值（标准差）/比例%
长期照护服务使用情况	
未接受任何照护	1.15
家庭照护作为主要的照护来源	92.94
社区或机构照护作为主要的照护来源	5.91
家庭照护的强度	49.46（52.27）
年龄	94.62（8.78）
性别	
女性	68.30
男性	31.70
受教育程度	
未受教育	85.20
小学	12.08
初中及以上	2.72
婚姻状况	
已婚	15.45
丧偶	83.02
其他	1.53
居住地	
城市	28.58
镇	21.29
农村	50.13

① DENG Q W, LIU W B. Inequalities in Cognitive Impairment among Older Adults in China and the Associated Social Determinants: A Decomposition Approach [J]. International Journal for Equity in Health, 2021, 20 (1): 82.

续表

变量	平均值（标准差）/比例%
收入	7718.68（12039.15）
居住安排（是否与家人同住）	
否	7.77
是	92.23
存活成年子女数量	3.50（1.97）
子女是否提供经济支持	
否	16.21
是	83.79
社区是否提供照护服务	
否	79.83
是	20.17
自评健康状况	
差	46.25
中等	26.85
好	26.90
慢性病数量	1.44（1.56）
ADL 受限项数	2.91（1.87）
认知功能	13.44（10.73）
样本总量	11158

数据来源：CLHLS 数据。

（二）实证方法

本研究采用纵向数据，深入分析前倾因素、使能因素与需求因素对长期照护服务使用的影响。通过整合个体在多个时间段的观测数据，纵向数据显著增加了样本量，从而提高了估计的精度。此外，纵向数据能够有效控制隐性变量的影响。它不仅记录了个体随时间的动态变化，还保留了个体的特有信息，有助于控制潜在的混杂因素。进一步而言，纵向数据还能揭示个体行为的动态特征,这是单一截面数据难以实现的。通过对多个个体进行连续观测,纵向数据使我们能够区分个体间的差异与个体内的差异,从而更深入地探讨研究问题。①

在纵向数据分析中,常用的模型包括固定效应模型和随机效应模型。固定效应模型假设不可观测的个体效应与自变量相关,而随机效应模型则假设二者无关。两种模型各有优劣:固定效应模型的优势在于能够消除因未观测效应与解释变量相关所引起的偏差;随机效应模型则能够估计非时变变量的影响(固定效应模型无法实现),并利用个体内和个体间的差异生成更高效的估计量。然而,随机效应模型可能因个体间未观测的异质性而引入偏差。

在某些研究中,随机效应模型可能更为适用。当研究重点在于考察变量之间的相关性而非因果关系时,使用随机效应模型即可有效衡量关联程度。②此外,随机效应模型同时利用了个体内和个体间的差异,而固定效应模型仅利用个体内的差异。这意味着在个体内差异相对较小而个体间差异较大的情况下,随机效应模型通常较精确,固定效应模型的估计则可能不够精确。③ 在本研究中,考虑到个体间差异的重要性,因此选择随机效应模型来分析前倾因素、使能因素和需求因素与长期照护服务使用之间的关系。尽管本研究无法检验、观察到相关性背后的因果机制,但为理解前倾因素、使能因素和需求因素与长期照护服务使用之间的关系提供了重要见解。因此,本研究使用随机效应模型,以控制时变和非时变变量,从而分析影响长期照护服务使用的因素。模型设定如下

$$LTC_{it} = \alpha_0 + \alpha_1 A_i + \alpha_2 B_{it} + \varepsilon_{it}$$

其中,LTC_{it}代表两个因变量,即个体主要的长期照护服务来源、其从子女、孙辈获得的家庭照护的强度(上周所获家庭照护的总时长),A_i代表非时变变量,如性别和受教育程度,B_{it}代表时变变量。

---

① WOOLDRIDGE J M. Introductory Econometrics:A Modern Approach [M]. 5th ed. Mason:Cengage Learning,2012:35.

② CAMERON A C, TRIVEDI P K. Microeconometrics:Methods and Applications [M]. Cambridge:Cambridge University Press,2005:67.

③ ALLISON P D. Fixed Effects Regression Model for Longitudinal Data Using SAS [M]. Cary:SAS Institute Inc.,2009:29.

（三）实证分析结果

通过表3-3中模型1可以看出，前倾因素中，年龄和婚姻状况显著影响老年人是否选择家庭照护作为主要照料来源。年龄越大，老年人选择家庭照护的可能性越高，相较于未获得任何照护的情况；已婚老年人更倾向于选择家庭照护，而非完全没有获得照护。在使能因素中，居住安排对老年人是否选择家庭照护有显著影响。与子女同住的老年人更可能选择家庭照护，而非没有照护。需求因素中，ADL受限项数显著影响老年人是否选择家庭照护。ADL受限项数越多的老年人，更可能选择家庭照护，而非完全没有照护。

表3-3中模型2的分析结果显示，前倾因素中，年龄、受教育程度和婚姻状况显著影响老年人是否选择社区或机构照护作为主要照料来源。年龄越大，老年人选择社区或机构照护的可能性越高，相较于没获得任何照护的情况；受教育程度较高、已婚的老年人也更倾向于选择社区或机构照护，而非没获得任何照护。在使能因素中，居住地和收入水平对老年人是否选择社区或机构照护具有显著影响。居住在城市的老年人以及家庭人均年收入越高的老年人，更倾向于选择社区或机构照护，而非没获得任何照护。需求因素中，慢性病数量和ADL受限项数显著影响老年人是否选择社区或机构照护。慢性病数量和ADL受限项数越多的老年人，更可能选择社区或机构照护，而非没获得任何照护。

表3-3 影响长期照护服务使用的因素

变量	模型1	模型2
年龄	1.049（0.013）***	1.072（0.015）***
性别（参照组：女性）		
男性	1.393（0.305）	1.225（0.299）
受教育程度（参照组：未受教育）		
小学	1.191（0.364）	1.729（0.563）*
初中及以上	1.438（1.046）	3.998（2.973）*
婚姻状况（参照组：已婚）		
丧偶	1.276（0.357）	0.235（0.041）***
其他	0.308（0.154）**	0.463（0.118）***

续表

变量	模型1	模型2
居住地（参照组：城市）		
镇	1.437（0.437）	0.632（0.206）
农村	1.000（0.240）	0.135（0.037）***
收入	0.979（0.064）	1.590（0.126）***
居住安排（是否与家人同住）（参照组：否）		
是	2.539（0.651）***	0.882（0.259）
存活成年子女数量	1.010（0.052）	1.029（0.058）
子女是否提供经济支持（参照组：否）		
是	1.064（0.284）	1.419（0.419）
社区是否提供照护服务（参照组：否）		
是	0.992（0.251）	1.284（0.354）
自评健康状况（参照组：差）		
中等	1.045（0.263）	0.900（0.252）
好	1.152（0.307）	1.073（0.316）
慢性病数量	1.111（0.081）	1.145（0.088）*
ADL受限项数	2.049（0.241）***	2.620（0.317）***
认知功能	0.986（0.012）	1.003（0.014）
年份（参照组：2005）		
2008年	1.077（0.279）	0.512（0.145）**
2011年	1.075（0.305）	0.370（0.118）***
2014年	1.086（0.364）	0.191（0.075）***
截距	0.081（0.107）	0.000（0.000）***
样本量	11158	11158

注：*** $p<0.01$，** $p<0.05$，* $p<0.1$。模型1是家庭照护作为主要照护来源的随机效应逻辑斯蒂回归模型的结果，参照类别为未接受任何照护。模型2是社区或机构作为主要照护来源的随机效应逻辑斯蒂回归模型的结果，参照类别为未接受任何照护。单元格表示发生比（标准误）。

在了解老年人是否使用家庭、机构或社区长期照护服务后，CLHLS 数据进一步询问了受访者上周从子女或孙子女那里获得的家庭照护小时数，即家庭照护强度。通过表3-4可以看出，前倾因素中，年龄和婚姻状况显著影响老年人所获家庭照护的强度。年龄越大，老年人从子女或孙子女处获得的家庭照护小时数越多；与已婚老年人相比，丧偶、分居或离婚的老年人从子女或孙子女处获得的家庭照护小时数更多。

在使能因素中，居住地、收入、居住安排以及社区是否提供照护服务等因素对老年人所获家庭照护强度有显著影响。相比于居住在镇乡或农村的老年人，居住在城市的老年人从子女或孙子女处获得的家庭照护小时数更多；家庭人均年收入越高的老年人，从子女或孙子女处获得的家庭照护小时数也越多；与独居老年人相比，与家人同住的老年人从子女或孙子女处获得的家庭照护小时数更多；而所在社区提供照护服务的老年人，相比于所在社区未提供照护服务的老年人，从子女或孙子女处获得的家庭照护小时数较少。

在需求因素中，慢性病数量、ADL 受限项数和认知功能显著影响老年人所获家庭照护的强度。患有更多慢性病、ADL 受限项数更多、认知功能较差的老年人，从子女或孙子女处获得的家庭照护小时数越多。

表3-4 影响家庭照护强度的因素

自变量	家庭照护的强度
年龄	0.011（0.002）***
性别（参照组：女性）	
男性	−0.017（0.029）
受教育程度（参照组：未受教育）	
小学	−0.050（0.039）
初中及以上	0.007（0.082）
婚姻状况（参照组：已婚）	
丧偶	0.235（0.041）***
其他	0.463（0.118）***

自变量	家庭照护的强度
居住地（参照组：城市）	
镇	-0.334（0.037）***
农村	-0.281（0.032）***
收入	0.019（0.009）**
居住安排（是否与家人同住）（参照组：否）	
是	0.199（0.050）***
存活成年子女数量	0.007（0.007）
子女是否提供经济支持（参照组：否）	
是	0.023（0.035）
社区是否提供照护服务（参照组：否）	
是	-0.060（0.032）*
自评健康状况（参照组：差）	
中等	0.002（0.033）
好	0.029（0.035）
慢性病数量	0.029（0.009）***
ADL 受限项数	0.237（0.007）***
认知功能	-0.009（0.001）***
年份（参照组：2005 年）	
2008 年	0.072（0.033）**
2011 年	-0.017（0.039）
2014 年	0.009（0.046）
截距	2.168（0.179）***
样本量	10203

注：*** $p<0.01$，** $p<0.05$，* $p<0.1$。该模型随机效应线性回归模型的结果。单元格表示系数（标准误）。

通过上述实证分析，本研究探讨了影响老年人选择家庭照护、社区照护及机构照护的因素。首先，在前倾因素方面，年龄、婚姻状况和受教育程度显著影响老年人选择家庭照护和社区、机构照护的可能性。年龄越大，老年人更倾向于选择长期照护服务；已婚老年人更可能选择家庭照护，从配偶处获得照护，而丧偶、分居或离婚的老年人则更倾向于从子女或孙子女处获得照护；受教育程度较高的老年人更倾向于选择社区或机构照护。其次，在使能因素方面，居住地、收入对老年人选择照护类型和照护强度产生重要影响。一方面，居住在城市、家庭收入较高的老年人更可能选择社区或机构照护，并且他们也能从子女或孙子女处获得更多的家庭照护小时数。另一方面，所在社区提供照护服务的老年人获得的家庭照护小时数较少。最后，需求因素中，慢性病数量、ADL 受限项数和认知功能显著影响老年人所获得的照护强度。患有更多慢性病、ADL 受限项数较多、认知功能较差的老年人，从子女或孙子女处获得的家庭照护小时数更多。这表明，老年人健康状况的变化直接关联其照护需求的增加。

综合来看，老年人的基本人口信息（如年龄、婚姻状况、受教育程度）、生活环境（如居住地、家庭收入、居住安排）以及健康状况（如慢性病、ADL 受限项数、认知功能），这些因素不仅影响老年人选择长期照护的类型，还影响了他们获得照护的强度。

第三节　总结与讨论

本章对中国长期照护服务的使用状况及其影响因素进行了深入探讨。一方面，结合中国长期照护服务的类型、发展脉络及其面临的问题进行探讨。分析表明，在中国的老年照护体系中，家庭照护作为基础，社区照护作为依托，机构照护则作为补充性力量。尽管机构照护的供给在不断增加，老年人群体普遍并不倾向于选择机构照护，而是更多依赖家庭照护。随着我国人口老龄化问题日益加剧，政府逐步将照护服务的重心转向社区照护，期望通过加强社区照护体系建设，进一步增强家庭照护的功能，从而更有效地应对老龄化带来的挑战。

另一方面，本章通过实证分析，系统探讨了影响老年人选择长期照护服务类型及照护强度的多重因素。从老年人的基本人口信息、生活环境到健康状况等多个维度入手，分析了这些因素如何在不同层面上影响老年人对长期照护服务的需求。具体而言，老年人的年龄、婚姻状况、教育程度、居住地、家庭收入、居住安排以及健康状况等因素均显著影响其照护选择。例如，受教育程度较高的老年人更倾向于选择社区照护或机构照护，而居住在城市和家庭收入较高的老年人，则不仅更倾向于选择社区照护或机构照护，而且通常能从子女或孙子女处获得更多的家庭照护小时数。相反，居住在提供照护服务的社区的老年人，获得的家庭照护小时数则相对较少。在需求因素方面，老年人的健康状况显著影响照护需求的变化。健康问题，如慢性病的数量、ADL受限项数的增多以及认知功能的下降，均直接促使老年人对照护的需求增加。这些健康状况的变化往往导致老年人从子女或孙子女处获得更多的家庭照护服务。

综上所述，家庭照护依然是中国老年照护服务的核心形式，社区照护逐渐成为支撑家庭照护的重要力量，而机构照护则处于补充地位。影响老年人照护选择的因素呈现出复杂性和多样性，涵盖了社会、经济、健康等多个层面，这些因素共同作用，决定了老年人对长期照护服务的需求类型和强度。通过对这些因素的深入分析，可以为相关政策的精准制定提供有力的理论支持和实证依据，以更好地应对中国日益严峻的老龄化问题的挑战。

第四章

使用长期照护服务对健康的影响

本章将重点探讨长期照护服务对老年人健康的影响，特别是家庭照护的作用。长期照护对于年老体弱、无法独立完成日常活动的老年人至关重要。第三章通过实证分析已发现，健康状况是影响老年人使用长期照护的主要因素。对于有功能受限的老年人，他们通常会获得更多的长期照护。然而，关于长期照护对老年人健康影响的研究仍然较为有限。长期照护的目标不仅仅是支持老年人的身体健康，更多的是通过维持或改善健康状况，帮助老年人能够继续在家中生活。此外，长期照护还对老年人的心理健康、社会交往、独立性等方面产生深远影响。因此，研究长期照护对老年人健康的具体影响显得尤为重要，旨在揭示长期照护对健康的长期作用。

在中国，随着社会结构和家庭形态的变化，家庭照护仍是最为普遍的照护模式，特别是在失能或失智的老年人群体中。根据 CLHLS 数据，虽然机构照护和社区照护逐渐得到发展，但由于这些照护的样本量相对较小，尤其是在失能老年人群体中，使用这些照护的老年人数量远远低于接受家庭照护的人数，因此难以进行具有统计学意义的实证分析。相比之下，家庭照护作为最主要的照护方式，覆盖了大多数老年人的照护需求，且相关数据较为丰富，因此成为本章分析的重点对象。

家庭照护对老年人的健康影响不仅限于身体健康，它还涉及心理健康和社会支持等多个层面。对许多老年人来说，家庭照护能够提供情感上的慰藉，减少孤独感，增强归属感，从而改善整体心理健康状态。然而，过度依赖家庭照护，特别是在照护资源不足的情况下，也可能导致照护者和被照护者之间的关系紧张，甚至出现照护过度或照护不当的情况，从而对老年人的健康产生负面影响。因此，通过对 CLHLS 数据的深入分析，本章能够更清晰地揭示家庭照护对老年人健康的具体作用，从而为今后相关政策的制定和照护服务的优化提供理论依据。

第一节　文献综述

一、西方相关研究

大多数关于这一主题的实证研究来自美国和欧洲国家，目前对于家庭照护对老年人健康影响的研究尚未达成共识。① 有学者通过卡方检验发现，缺乏家庭照护与较差的健康状况和较差的健康维持能力相关。② 然而，也有学者通过斯皮尔曼相关系数（Spearman's rank correlation coefficient）分析发现，老年人从家庭成员获得照护与其日常生活能力之间并无显著关联。③ 然而，这些描述性方法仅揭示了家庭照护与健康之间的相关性，并未深入检验家庭照护对健康的因果影响。

一些横截面研究通过线性回归或逻辑斯蒂回归（Logistic Regression）模型控制混杂因素。在身体健康方面，在美国一项涉及 244 名老年人的研究中，有学者通过分层线性回归分析发现，接受日常活动照护与更好的功能性健康得分相关。④ 还有学者在伦敦的研究中，分析了 790 名爱尔兰移民老年人的样

① SMITH G L, BANTING L, EIME R, et al. The Association between Social Support and Physical Activity in Older Adults: A Systematic Review [J]. The International Journal of Behavioral Nutrition and Physical Activity, 2017, 14（1）: 56.

② DESAI M M, LENTZNER H R, WEEKS J D. Unmet Need for Personal Assistance with Activities of Daily Living among Older Adults [J]. The Gerontologist, 2001, 41（1）: 82-88.

③ De BRITO T R P, PAVARINI S C L. The Relationship between Social Support and Functional Capacity in Elderly Persons with Cognitive Alterations [J]. Revista Latino-Americana de Enfermagem, 2012, 20（4）: 677-684.

④ EVERARD K M, LACH H W, FISHER E B, et al. Relationship of Activity and Social Support to the Functional Health of Older Adults [J]. The Journals of Gerontology, Series B, Psychological Sciences and Social Sciences, 2000, 55（4）: 208-212.

本，经过控制人口学和社会经济因素后，发现来自家庭的日常生活支持与更好的自评健康相关。① 在心理健康方面，有学者基于马德里都市区一项社区老年人的横截面研究，采用多元线性回归模型发现，对独居的丧偶女性而言，获得家庭支持与较少的抑郁症状相关，尤其是在那些高度重视家庭互助文化的地区。② 还有学者在美国719名老年人样本中，通过中介分析发现，老年人获得照护后，增强了应对日常生活挑战的信心，因此其抑郁症状较少。③ 有研究发现，在都柏林市区的老年人中，所获家庭支持与较低的抑郁症患病率相关。④ 基于"国家社会生活、健康与老龄化项目"的第一期数据，有研究发现，获得配偶在日常生活中的支持与老年时期较低的抑郁评分相关。⑤ 相反，有学者基于"欧洲健康、老龄化和退休调查"的第一期数据，使用多元逻辑斯蒂回归模型发现，子女照护需要适度，来自子女的少量或过度照护与老年人较高的抑郁水平相关。⑥

这些横截面研究存在一些局限性，原因之一是样本量较小或使用区域性数据，导致研究结果的可靠性较低，且缺乏广泛的适用性。例如，某些研究仅关注特定地区的老年人群体，无法反映更广泛人群的情况，从而影响其结论的普遍性。另一个局限性是横截面设计无法考察家庭照护对健康的长期影响。横截面设计通常只捕捉某一时间节点的健康状况，而无法揭示照护的持

① MOORE J. Perceived Functional Social Support and Self-Rated Health: The Health Promoting Effects of Instrumental Support for the Irish Community in London [J]. Journal of Immigrant and Minority Health, 2019, 21 (5): 1004-1011.

② ZUNZUNEGUI M V, BÉLAND F, OTERO A. Support from Children, Living Arrangements, Self-Rated Health and Depressive Symptoms of Older People in Spain [J]. International Journal of Epidemiology, 2001, 30 (5): 1090-1099.

③ FIORI K L, MCILVANE J M, BROWN E E, et al. Social Relations and Depressive Symptomatology: Self-Efficacy as a Mediator [J]. Aging and Mental Health, 2006, 10 (3): 227-239.

④ GOLDEN J, CONROY R M, LAWLOR B A. Social Support Network Structure in Older People: Underlying Dimensions and Association with Psychological and Physical Health [J]. Psychology, Health and Medicine, 2009, 14 (3): 280-290.

⑤ CHOIA N G, HA J-H. Relationship between Spouse/Partner Support and Depressive Symptoms in Older Adults: Gender Difference [J]. Aging and Mental Health, 2011, 15 (3): 307-317.

⑥ DJUNDEVA M, MILLS M, WITTEK R, et al. Receiving Instrumental Support in Late Parent-Child Relationships and Parental Depression [J]. The Journals of Gerontology, Series B, Psychological Sciences and Social Sciences, 2015, 70 (6): 981-994.

续性或对健康的长期效应。这使得研究者难以了解家庭照护在不同时间段对老年人健康的逐步影响。此外，横截面设计也难以建立家庭照护与健康之间的因果关系，因为研究仅提供了两者之间的相关性，但未能探讨照护是否直接导致健康变化。由于数据只在某一时间节点收集，研究结果可能无法代表未来的健康状况，且在不同时间段或不同背景下可能会出现不同的趋势和影响。因此，依赖横截面设计的研究在推断照护对健康的长期作用时，存在一定的局限性。

使用纵向数据可以帮助研究者探讨家庭照护与健康的因果效应。在一项队列研究中，研究者采用固定效应模型，发现获得较高水平的家庭支持与德国老年人功能能力的提高存在关联。① 固定效应模型的优势在于能够聚焦个体内的变化，从而控制所有时间不变的遗漏变量，减少了因外部因素干扰所产生的偏差。因此，该模型能够更精确地揭示个体在不同时期的健康变化。然而，这一模型也存在一定局限性，其中一个重要的问题是无法解决反向因果关系的问题。具体来说，健康状况可能影响老年人是否接受家庭照护，因为健康较差的老年人往往更需要照护，且更容易从家庭成员那里获得帮助。因此，健康状况本身可能是决定是否获得家庭照护的一个重要因素。由于固定效应模型无法完全消除健康选择性这一问题，研究者仍然需要开展更为深入的纵向研究，通过更复杂的分析方法，进一步揭示家庭照护与健康的真实因果关系路径。只有这样，才能更全面地了解家庭照护对老年人健康的长期影响及其机制。

减少反向因果关系的常用方法之一是引入时间滞后项，即考察前一期家庭照护对后一期健康的影响。通过这种方式，研究者能够更清晰地揭示照护行为与健康变化之间的时序关系，避免因健康状况影响家庭照护决策所带来的偏差。一项研究以住院出院后的再入院率作为健康结果指标，发现心肌梗死后的老年人，如果与家庭成员同住或保持密切联系，其出院后再入院的概率较低。这项研究的跟踪期中位数为 6.5 个月，表明家庭支持在住院后的恢

---

① HAJEK A, BRETTSCHNEIDER C, MALLON T, et al. How Does Social Support Affect Functional Impairment in Late Life? Findings of a Multicenter Prospective Cohort Study in Germany [J]. Age and Ageing, 2017, 46 (5): 813-820.

复过程中起到了积极作用。① 另有研究使用比例风险回归模型，发现住院期间缺乏家庭照护的老年人在出院后的 3 年内死亡风险显著增加。② 这一发现进一步证明了家庭照护在老年人住院治疗中的重要性，特别是在住院期间缺乏家庭支持的情况下，老年人的疾病风险更高。在美国的一项队列研究中，研究者以功能能力作为健康指标，发现来自家庭成员的日常活动支持有助于老年人在 1 年后维持功能能力，避免了功能能力的恶化。③ 这项研究表明，家庭照护在维持老年人功能能力方面具有显著的积极作用。此外，有研究在加拿大心力衰竭的老年人群体中进行，发现家庭支持对老年人功能健康有保护作用，尤其在 1 年后的随访中，家庭支持能够有效地改善老年人的健康状况。④ 还有研究通过分层多元线性回归模型分析了美国的居家健康照护中心的老年人，发现那些获得家庭照护支持的老年人在 1 年后的功能依赖性较低，且独立性有所增强。⑤ 这些研究表明，家庭照护不仅能够帮助老年人维持基本的日常活动能力，还能够有效提升他们的生活质量和自理能力。

还有一些研究专门考察了家庭照护的长期效应。基于英国两项大型国家前瞻性调查，研究者使用比例风险回归模型分析发现，接受家庭支持的中风患者在 7 年的随访期间，其住院风险明显较低。⑥ 这表明，长期的家庭照护能

① RODRÍGUEZ-ARTALEJO F, GUALLAR-CASTILLÓN P, HERRERA M C, et al. Social Network as a Predictor of Hospital Readmission and Mortality among Older Patients with Heart Failure [J]. Journal of Cardiac Failure, 2006, 12 (8): 621-627.

② SCHMALTZ H N, SOUTHERN D, GHALI W A, et al. Living Alone, Patient Sex and Mortality After Acute Myocardial Infarction [J]. Journal of General Internal Medicine, 2007, 22 (5): 572-578.

③ HAYS J C, STEFFENS D C, Flint E P, et al. Does Social Support Buffer Functional Decline in Elderly Patients with Unipolar Depression? [J]. The American Journal of Psychiatry, 2001, 158 (11): 1850-1855.

④ BERARD D M, VANDENKERKHOF E G, HARRISON M, et al. Gender Differences in the Influence of Social Support on One-Year Changes in Functional Status in Older Patients with Heart Failure [J]. Cardiology Research and Practice, 2012 (1): 616372.

⑤ CHO E, KIM E Y, LEE N-J. Effects of Informal Caregivers on Function of Older Adults in Home Health Care [J]. Western Journal of Nursing Research, 2013, 35 (1): 57-75.

⑥ SMITH R W, BARNES I, GREEN J, et al. Social Isolation and Risk of Heart Disease and Stroke: Analysis of Two Large UK Prospective Studies [J]. The Lancet, Public Health, 2021, 6 (4): 232-239.

够有效地减少患者因病情恶化或复发而住院的可能性，从而在一定程度上减轻了医疗资源的压力。在芬兰、荷兰和西班牙的跨国研究中，学者们发现，家庭照护与老年人功能受限的患病率呈负相关，即接受家庭照护的老年人发生功能性障碍的风险较低。① 更重要的是，这些研究表明，在长达10年的随访期中，家庭支持在维持和恢复老年人功能能力方面的作用尤为显著。家庭成员提供的照护不仅能帮助老年人减缓身体功能的衰退，还可能促进他们在健康恢复方面的积极变化。此外，另一项使用比例风险回归模型的研究发现，配偶的支持能够显著降低老年人在13年随访期内的抑郁评分。② 这项研究强调了配偶在老年人心理健康中的重要作用，表明长期的情感支持和照护可以有效减轻老年人抑郁症状，促进他们的心理健康和幸福感。

然而，部分采用类似方法的纵向研究得出结论，家庭照护可能对老年人的健康产生负面影响。例如，基于1992—1995年荷兰"老龄化研究"数据的研究，使用比例风险回归模型发现，高强度的日常照护与29个月随访期间较高的死亡率相关。③ 这一结果表明，虽然家庭照护在某些情况下对老年人有益，但过度照护或持续照护可能与较差的健康结果相关，尤其是在老年人健康状况较差的情况下，可能加重他们的健康负担。基于来自美国北卡罗来纳州的老年非裔美国人和白人群体的纵向数据，学者们使用加权比例优势模型研究发现，接受日常照护的老年人，在随访期间的功能障碍风险显著增加。④ 家庭照护在某些情境下可能并未有效缓解老年人功能障碍，反而可能加剧其身体或心理的负担，尤其是在照护安排不足或照护者负担过重时。基于

---

① ZUNZUNEGUI M V, BÉLAND F, OTERO A. Support from Children, Living Arrangements, Self-Rated Health and Depressive Symptoms of Older People in Spain [J]. International Journal of Epidemiology, 2001, 30 (5): 1090-1099.

② SONNENBERG C M, DEEG D J H, VAN TILBURG T G, et al. Gender Differences in the Relation between Depression and Social Support in Later Life [J]. International Psychogeriatrics, 2013, 25 (1): 61-70.

③ PENNINX B W, VAN TILBURG T, KRIEGSMAN D M, et al. Effects of Social Support and Personal Coping Resources on Mortality in Older Age: The Longitudinal Aging Study Amsterdam [J]. American Journal of Epidemiology, 1997, 146 (6): 510-519.

④ DE LEON C F M, GOLD D T, GLASS T A, et al. Disability as a Function of Social Networks and Support in Elderly African Americans and Whites: The Duke EPESE 1986—1992 [J]. Journals of Gerontology: Series B, 2001, 56 (3): S179-S190.

1998—2006 年"健康与退休研究"的老年人样本，学者们运用扩展自回归交叉滞后模型分析了功能限制、抑郁症状和家庭照护之间的关系。① 研究结果表明，接受家庭照护的老年人在日常生活中往往面临更多的功能障碍和抑郁症状，而这些负面影响会随着时间的推移持续存在。虽然家庭照护在短期内可能提供一定的支持，但如果照护模式没有得到有效调整，长期来看，照护可能会导致老年人功能能力的下降，甚至加重抑郁症状。

尽管滞后模型在探讨家庭照护对健康的因果效应中得到了广泛应用，但这一方法依然存在无法完全解决内生性问题的局限性。内生性问题指的是变量之间存在双向因果关系或遗漏变量的干扰，这可能导致因果推断结果的偏误。因此，寻找替代性研究设计或方法，对于进一步验证家庭照护与健康的因果机制至关重要。然而，采用这些方法的研究仍然较为有限。一种较为有效的替代方法是使用工具变量技术，它能够解决内生性问题。工具变量方法通过找到与家庭照护选择相关但与健康状况不直接相关的外生变量，从而"清除"家庭照护和健康之间的潜在偏差。在这一方面，有一项研究采用了四个工具变量，分别是：（1）女儿的比例；（2）至少有一个没有子女的孩子；（3）至少有一个没有伴侣的孩子；（4）至少有一个住得比较近的孩子（同楼、同镇或同县）。这些变量被用作工具来处理家庭照护，从而帮助研究者控制内生性问题。② 该研究的结果显示，经过工具变量方法处理后，家庭照护与法国老年人抑郁症风险之间存在显著的负相关关系。具体来说，接受家庭照护的老年人抑郁症的风险显著降低。这一发现表明，解决了内生性问题后，家庭照护可能具有更为积极的影响，即它在改善老年人心理健康方面起到了缓解作用。

二、亚洲相关研究

不同社会文化背景中的人们对家庭照护的理解存在差异，这些差异在西

① LIN I-F, WU H-S. Does Informal Care Attenuate the Cycle of ADL/IADL Disability and Depressive Symptoms in Late Life? [J]. Journals of Gerontology, Series B, Psychological Sciences and Social Sciences, 2011, 66 (5): 585-594.

② BARNAY T, JUIN S. Does Home Care for Dependent Elderly People Improve Their Mental Health? [J]. Journal of Health Economics, 2016 (45): 149-160.

方国家和亚洲国家之间十分明显。① 在西方国家，独立性在老年人中备受重视，而在亚洲国家，"独立性并未被认为十分重要"。受儒家文化影响，亚洲的老年人往往以依赖成年子女为荣，并认为自己能从家庭成员那里获得照护是幸运的。因此，在西方国家获得的研究结果可能无法直接适用于亚洲国家。

多数横截面研究表明，在日本、韩国和新加坡等国家，家庭照护对老年人健康具有显著的保护作用。基于日本国立大学的老年人纵向研究第一期数据，研究发现，获得家庭照护的老年人抑郁症的发病率较低，表明家庭照护在一定程度上能够缓解老年人的心理压力。② 基于 2006 年日本老年学评估研究的数据，研究者通过多元线性回归模型分析，发现获得配偶照护的老年人表现出较少的抑郁症状，进一步支持了配偶在老年人心理健康方面的关键作用。③ 利用韩国健康与老龄化纵向研究的第一期数据，研究表明，缺乏配偶或子女支持的老年人其抑郁风险显著增加。④ 另有研究基于新加坡老年人健康与老龄化面板研究的第二期数据，采用结构方程模型探讨了个人掌控感在社会支持与抑郁症状之间的中介作用，结果显示，家庭照护通过提高老年人的掌控感，有助于减少抑郁症状。⑤ 还有研究表明，与配偶或其他家庭成员共同生活的老年人在 1 个月的随访期内表现出较少的抑郁症状，这进一步验证了家

① HU B, LI L. The Protective Effects of Informal Care Receipt Against the Progression of Functional Limitations Among Chinese Older People [J]. The Journals of Gerontology, Series B, Psychological Sciences and Social Sciences, 2020, 75（5）：1030-1041.

② TIEDT A D. The Gender Gap in Depressive Symptoms Among Japanese Elders：Evaluating Social Support and Health as Mediating Factors [J]. Journal of Cross-Cultural Gerontology, 2010, 25（3）：239-256.

③ TSUBOI H, HIRAI H, KONDO K. Giving Social Support to Outside Family May Be a Desirable Buffer Against Depressive Symptoms in Community-Dwelling Older Adults：Japan Gerontological Evaluation Study [J]. BioPsychoSocial Medicine, 2016, 10（1）：1-8.

④ SHIN J K, KIM K W, PARK J H, et al. Impacts of Poor Social Support on General Health Status in Community-Dwelling Korean Elderly：The Results from the Korean Longitudinal Study on Health and Aging [J]. Psychiatry Investigation, 2008, 5（3）：155-162.

⑤ ANG S, MALHOTRA R. Association of Received Social Support with Depressive Symptoms among Older Males and Females in Singapore：Is Personal Mastery an Inconsistent Mediator? [J]. Social Science and Medicine（1982）, 2016（153）：165-173.

庭照护在老年人心理健康保护中的重要性。[①]

在中国，关于家庭照护对老年人健康的影响，研究结果呈现出一定的复杂性。以 1992—1995 年在广州开展的"老龄化研究"横截面数据为例，研究发现，对 204 名具有功能限制的老年人而言，获得家庭成员的日常照护与更多的抑郁症状显著相关。[②] 相比之下，在湖北省的 1317 名老年人样本中，研究表明，家庭成员的支持显著关联于较低的抑郁风险。[③] 同样，在对上海 209 名社区老年人的调查中，研究发现，较低的家庭支持与更多的抑郁症状显著相关。[④] 然而，由于这些研究样本仅限于单一省份，结果的普适性可能受到限制。此外，较小的样本量可能增加结果的变异性，进而影响其可靠性。基于 CHARLS 的第一期数据，有研究发现，获得女儿的照护比获得儿子的照护更有助于提升老年人的心理健康水平。[⑤] 然而，这些研究并未充分考虑家庭照护、健康状况以及可能影响二者关系的混杂因素之间的选择性偏差问题。为了减少选择偏差和混杂因素对研究结果的影响，另一项基于 CHARLS 第一期数据的研究采用了倾向得分匹配方法（Propensity Score Matching，PSM）。该研究结果显示，家庭照护可以通过改善老年人的健康行为（例如，戒烟、饮食调节、体重控制和保持运动）来帮助老年人提升整体健康水平。[⑥]

相比横截面设计，纵向设计通常包含大量的重复数据观测，使得研究人

① HASHIMOTO K, KURITA H, HARATANI T, et al. Direct and Buffering Effects of Social Support on Depressive Symptoms of the Elderly with Home Help [J]. Psychiatry and Clinical Neurosciences, 1999, 53（1）: 95-100.

② WU Q B, MOK B. Mental Health and Social Support: A Pioneering Study on the Physically Disabled in Southern China [J]. International Journal of Social Welfare, 2007, 16（1）: 41-54.

③ GONG Y H, WEN X P, GUAN C P, et al. The Associations Between Family Characteristics and Depressive Symptoms in Older Adults: A Community-Based Survey in Rural China [J]. International Psychogeriatrics, 2012, 24（8）: 1226-1234.

④ WANG J K, ZHAO X D. Family Functioning and Social Support for Older Patients with Depression in an Urban Area of Shanghai, China [J]. Archives of Gerontology and Geriatrics, 2012, 55（3）: 574-579.

⑤ CHEN F N, SHORT S E. Household Context and Subjective Well-Being among the Oldest Old in China [J]. Journal of Family Issues, 2008, 29（10）: 1379-1403.

⑥ WU H, LU N J. Informal Care and Health Behaviors Among Elderly People with Chronic Diseases [J]. Journal of Health, Population and Nutrition, 2017, 36（1）: 40.

员能够运用复杂的统计检验方法来减少内生性偏差。已有研究表明，家庭照护对老年人健康具有显著的保护作用。以台湾地区老年人健康与生活状况调查的数据为例，研究采用随机效应模型发现，老年人获得日常家庭照护与其在 14 年随访期间较少的抑郁症状之间存在显著相关性。① 此外，基于安徽省的三轮调查数据，采用个体生长模型的研究表明，获得家庭照护的老年人在 5 年内表现出更高的生活满意度和较低的抑郁症状。② 基于此数据的另一个研究还显示，相比于从儿子处获得照护的老年人，从儿媳处获得照护的老年人有更少的抑郁症状。③ 基于 CHARLS 的第一期数据，一项采用多层动态回归模型的研究发现，家庭照护对老年人有明显的保护作用，能够有效减缓其功能性受限的进展。④ 基于 CHARLS 的最新三期数据，研究人员采用随机效应模型发现，家庭照护对老年人的心理健康和自评健康具有显著的保护作用，且从儿子或儿媳处获得照护比从女儿或女婿处获得照护更能显著减少抑郁症状并改善自评健康。⑤ 这些结果显示了家庭照护在维护老年人身心健康方面的重要作用及其在不同家庭角色间的差异性影响。

然而，一些纵向研究也表明，家庭照护对老年人健康可能具有负面影响。在香港一项涉及 544 名老年人的研究中，研究人员发现接受家庭照护的老年人在 3 年后报告了更多的抑郁症状。⑥ 同样，基于安徽省 3 期调查的数据，利

---

① CHAO S F. Assessing Social Support and Depressive Symptoms in Older Chinese Adults：A Longitudinal Perspective [J]. Aging and Mental Health，2011，15（6）：765-774.

② 王萍，李树茁. 代际支持对农村老年人生活满意度影响的纵向分析 [J]. 人口研究，2011，35（1）：44-52.

③ CONG Z, SILVERSTEIN M. Intergenerational Support and Depression among Elders in Rural China：Do Daughters-In-Law Matter? [J]. Journal of Marriage and Family, 2008, 70（3）：599-612.

④ HU B, LI L. The Protective Effects of Informal Care Receipt Against the Progression of Functional Limitations Among Chinese Older People [J]. The Journals of Gerontology, Series B, Psychological Sciences and Social Sciences, 2020, 75（5）：1030-1041.

⑤ ZHANG Y, HARPER S. Son or Daughter Care in Relation to Self-Reported Health Outcomes for Older Adults in China [J]. Frontiers in Public Health, 2022（18）：9; ZHANG Y N, HARPER S. The Impact of Son or Daughter Care on Chinese Older Adults' Mental Health [J]. Social Science and Medicine, 2022（306）：115104.

⑥ CHOU K-L, CHI I. Reciprocal Relationship between Social Support and Depressive Symptoms among Chinese Elderly [J]. Aging and Mental Health, 2003, 7（3）：224-231.

用个体生长模型分析发现，获得家庭照护加速了老年人在 5 年内的功能能力下降。① 基于相同的数据集和分析方法，另一项研究进一步指出，老年人获得成年子女的照护与其 5 年内认知功能的更快衰退相关。② 此外，有研究指出，尽管在短期内获得家庭照护（如 2 年内）与老年人功能能力的较慢衰退相关，但随着照护强度的增加，这一保护作用在 4 年后逐渐减弱，甚至消失。③ 这些结果提示，家庭照护在短期内或具有一定的保护作用，但随着照护时间和强度的增加，可能带来健康负担甚至负面影响。这些发现对理解家庭照护的长期效果及其在不同阶段对老年人健康的影响具有重要意义。

在非实验性数据中，解决内生性问题通常非常困难。"反"向因果关系和由混杂因素引起的内生性问题可能无法完全通过随机效应模型、个体生长模型或多层动态回归模型来克服。因此，其他研究设计或方法可能在识别家庭照护对健康的因果效应方面具有重要意义。然而，目前相关研究仍较为有限。有研究在纵向数据集中应用了工具变量方法，采用子女数量和长子年龄作为工具变量，以识别家庭照护的因果效应。研究结果显示，家庭照护强度的增加显著降低了老年人跌倒和发生其他意外事件的概率。④ 这一方法为深入理解家庭照护对健康的影响提供了新的思路和证据。

三、当前研究的不足

关于家庭照护与健康关系的研究结果不一致可能源于多方面的复杂因素。首先，家庭照护在不同的研究中定义和测量的方式差异较大。研究通常从经济支持、工具性支持和情感支持三个角度对家庭照护进行分析。然而，许多研究将家庭照护作为一个单一变量处理，如简单地通过"子女是否探望父母"

---

① 王萍，李树茁. 代际支持对农村老人生活自理能力的纵向影响 [J]. 人口与经济，2011 (2)：13-17，22.

② 王萍，高蓓. 代际支持对农村老年人认知功能发展趋势影响的追踪研究 [J]. 人口学刊，2011 (3)：70-79.

③ HU B, LI L. The Protective Effects of Informal Care Receipt Against the Progression of Functional Limitations Among Chinese Older People [J]. The Journals of Gerontology, Series B, Psychological Sciences and Social Sciences, 2020, 75 (5)：1030-1041.

④ WU H, LU N J. Informal Care and Health Behaviors among Elderly People with Chronic Diseases [J]. Journal of Health, Population and Nutrition, 2017, 36 (1)：40.

来衡量照护情况，这种方法忽视了不同类型的照护在作用上的差异，尤其是工具性支持的影响。工具性支持，具体指家庭成员、朋友或亲属在 ADL 中所提供的实质性帮助，这一类型的支持在延缓老年人功能性能力的衰退方面可能极为关键。然而，由于很多研究并未仔细区分工具性支持与其他形式的支持，这一关键类型的照护对健康的具体作用尚未得到深入挖掘。因此，研究工具性支持的独特作用对深入了解家庭照护的实际影响具有重要意义。本部分旨在弥补这一文献空白，深入分析家庭照护中工具性支持的特定影响。

其次，现有的大量关于家庭照护的研究主要集中于西方国家，而西方国家的家庭结构和价值观与亚洲国家存在显著差异。西方社会更强调个体主义，老年人倾向于追求独立，不给子女带来负担，因此他们往往并不以接受子女照护为自豪。相反，在中国等亚洲国家，家庭主义和儒家伦理深深植根于文化之中，儒家思想明确规定了诸如夫妻、父母和子女之间的关系，并定义了每个家庭成员在其中的角色和责任。在这样的文化背景下，中国的老年人普遍期望从子女和家人那里获得支持和帮助，而不将自己视为负担。同时，中国的年青一代对配偶或父母的照护不仅出于情感依恋，还基于强烈的家庭责任感。因此，由于不同的社会文化背景，人们对家庭照护的理解和期待存在显著差异，西方国家研究的发现很可能无法直接适用于中国情境。

再次，家庭照护的健康效应还可能随着照护强度的变化而显著变化。随着照护时间的增加，照护者在工作、家庭和个人生活中的时间和精力受到更大的限制，可能会逐渐感到负担沉重，甚至疲惫不堪。在一些严重情况下，照护者可能需要提供全天候的支持，这无疑会进一步增加他们的压力和情绪负担。此外，长时间的压力和倦怠容易增加老年人与照护者之间的负面互动，例如，争执或情绪波动。这类负面互动可能增加老年人的抑郁风险，使其更易患病或出现功能性衰退的迹象。这些负面效应的积累甚至可能挑战中国社会传统价值观赋予家庭照护的正面意义，抵消孝文化对照护的"缓冲作用"。尽管有大量研究探讨了老年人是否获得了家庭照护，但针对照护强度对健康的具体影响的研究则较为稀少，迫切需要更多实证研究来填补这一知识空白。

最后，内生性问题是研究家庭照护对健康影响的核心挑战之一。内生性问题的一个重要原因是反向因果关系，即当自变量和因变量之间存在双向作用时，可能导致因果推论的混淆。例如，家庭照护可能影响老年人的健康状况，而老年人的健康状况也可能反过来影响他们能否获得家庭照护。现有的中国研究大多基于特定地区的横截面或局部纵向数据，容易受到反向因果关系的干扰，且样本的代表性和普适性也较为有限。据笔者所知，目前仅有一项纵向研究基于全国代表性样本，探讨了前一期家庭照护对下一期功能能力的影响。① 本部分将利用全国代表性调查的纵向数据，深入考察家庭照护对老年人功能能力和抑郁症状的滞后效应，以期为有限的相关文献提供新的证据和理论贡献。

第二节 理论框架

已有的大量研究探讨了家庭支持对身心健康的影响机制，其中，压力缓冲模型得到了广泛关注。② 该模型认为，当个体面对某种情境时，如果将其评估为威胁或过于复杂且无法找到合适的应对方式，就会产生压力。在这种情况下，尽管个体意识到需要应对这一情境，但无法立刻获取有效的应对手段，这种经历往往会增加个体遭受身心负面影响的风险。压力缓冲模型提出，社会支持，特别是在面对压力时获得的帮助，能够增强个体的应对策略，减轻个体对压力的感知，从而有效保护身心健康。换句话说，社会支持不仅能帮助个体更好地应对压力，还能缓解压力带来的负面影响，促进个体的心理和生理健康。接下来，本节将进一步探讨家庭照护如何通过多种途径改善个体的身心健康，帮助个体缓解压力，提升生活质量。

一、家庭照护对老年人身体健康的影响

有学者指出，社会支持对身体健康的缓解压力效应主要通过社会影响和

---

① HU B, LI L. The Protective Effects of Informal Care Receipt Against the Progression of Functional Limitations Among Chinese Older People [J]. The Journals of Gerontology, Series B, Psychological Sciences and Social Sciences, 2020, 75 (5): 1030-1041.

② COHEN S, WILLS T A. Stress, Social Support, and the Buffering Hypothesis [J]. Psychological Bulletin, 1985, 98 (2): 310-357.

社会控制机制实现。① 具体而言，照护者的健康态度和行为往往作为信息源，潜移默化地影响被照护者的健康行为。然而，这种影响并非通过直接的讨论或说服，而是通过被照护者在接受照护过程中的日常观察，尤其是通过将自己与他人的健康行为进行对比，从而逐步内化照护者的健康观念和行为模式。② 因此，照护者并不需要有意识地、刻意地去改变被照护者的行为，因为被照护者往往会自发地、在不知不觉中调整自己的行为。③ 这一机制表明，老年人在照护者的示范作用下，通常会评估自己的态度、信念和行为是否合适，并根据照护者宣扬的标准进行调整，通常表现为将自身的行为与照护者的行为保持一致。根据这一理论框架，相关研究发现，老年人通过模仿照护者的健康行为，能够获得更多有益的健康信息，如了解吸烟和饮酒的适当性、学会调整饮食以及了解按时服药的重要性。④ 然而，需要特别注意的是，某些照护者可能会提供不准确甚至不健康的健康信息，例如，不科学的饮食习惯或生活方式，老年人如果不加辨别地模仿这些行为，可能会将自己置于更高的健康风险之中，暴露在更多的压力事件之中，从而导致健康状况的进一步恶化。⑤

社会控制是一种更为直接和积极的机制，指的是照护者通过明确的方式和手段，试图说服或强制被照护者采纳或遵循积极的健康行为。⑥ 这种机制通常指照护者对老年人日常生活中的健康行为进行干预和调控。例如，照护者

① SUANET B, AARTSEN M J, HOOGENDIJK E O, et al. The Social Support-Health Link Unraveled: Pathways Linking Social Support to Functional Capacity in Later Life [J]. Journal of Aging and Health, 2020, 32 (7—8): 616-626.

② BERKMAN L F, GLASS T, BRISSETTE I, et al. From Social Integration to Health: Durkheim in the New Millennium [J]. Social Science and Medicine (1982), 2000, 51 (6): 843-857.

③ TOYOSHIMA A, NAKAHARA J. The Effects of Familial Social Support Relationships on Identity Meaning in Older Adults: A Longitudinal Investigation [J]. Frontiers in Psychology, 2021 (12): 650051.

④ TOYOSHIMA A, NAKAHARA J. The Effects of Familial Social Support Relationships on Identity Meaning in Older Adults: A Longitudinal Investigation [J]. Frontiers in Psychology, 2021 (12): 650051.

⑤ THOITS P A. Mechanisms Linking Social Ties and Support to Physical and Mental Health [J]. Journal of Health and Social Behavior, 2011, 52 (2): 145-161.

⑥ UMBERSON D, MONTEZ J K. Social Relationships and Health: A Flashpoint for Health Policy [J]. Journal of Health and Social Behavior, 2010, 51 (S1): 54-66.

可能会严格控制老年人饮食的种类和数量，尤其是在老年人面临体重问题或营养相关健康问题时，通过对食物的管理来影响其健康状况。这种控制不仅仅限于饮食，照护者还可能会干预老年人的其他生活习惯，如运动、药物使用或休息方式等，目的是促使老年人遵守有益健康的生活方式。然而，值得注意的是，学者们指出，尽管社会控制本质上是为了减少有风险的非健康行为、减轻老年人面临的压力，但如果这种干预方式被认为过于干涉、专横或强制，可能会适得其反，反而增加老年人的抵触情绪，导致他们对行为改变产生强烈的反感和抵触。① 这种情况在照护者采用过于强势或过度干预的方式时更加显著。研究表明，某些家庭成员在实施健康生活方式时，可能采用不科学或粗暴的方式，强加给老年人，这不仅无法有效促进健康行为的形成，反而会增加老年人心理和生理上的压力，进而导致健康状况的恶化。② 因此，社会控制机制的效果并非单一的，它可能带来积极的健康影响，也可能产生负面的后果。这些效果的好坏，往往取决于照护者在调控老年人行为时所采取的策略和方法。合理的社会控制策略能够帮助老年人改善健康状况，而过度或不当的控制方式则可能损害老年人对健康管理的主动性，甚至加剧其健康风险。

功能残障过程框架与社会支持对健康的保护效应相一致，强调了人们在不同生命阶段中功能状况的变化过程，具体从病理状态到身体系统损伤、功能受限及最终可能发展为残疾的全过程。③ 该模型中的每个概念不仅独立且明确，而且在之前的学术研究中得到了详尽的定义与阐释。具体而言，病理状态是指通过医学检查所发现的生理异常。病理状态对身体系统损伤的影响可能表现为直接的或延迟的。身体系统损伤是指在特定身体系统内发生的功能性与结构性异常，这些损伤会显著影响个体的日常生活能力，导致其在执行一些基本生活活动时遇到困难。功能受限则是指个体在日常生活中执行一些

① THOITS P A. Mechanisms Linking Social Ties and Support to Physical and Mental Health [J]. Journal of Health and Social Behavior, 2011, 52 (2): 145-161.
② 王萍，高蓓. 代际支持对农村老年人认知功能发展趋势影响的追踪研究 [J]. 人口学刊, 2011 (3): 70-79.
③ VERBRUGGE L M. Disability Experience and Measurement [J]. Journal of Aging and Health, 2016, 28 (7): 1124-1158.

基本身体动作（例如，伸手够取物品或行走等）时所面临的能力障碍。从个体与其环境的互动关系来看，功能限制不仅仅是个体生理功能的局限，更是个体未能满足环境要求的结果。尤其是在社会环境中，如果社会对个体的某些行为有明确要求，而个体未具备完成这些要求的能力，那么这种能力上的缺失就可能导致功能受限的进一步恶化，最终转化为残疾。因此，残疾不仅仅是生理功能的丧失或减弱，它更是个体在社会环境中未能实现特定活动的能力缺失。残疾的定义可以看作个体在社会环境中完成某些活动的期望与其实际执行这些活动能力之间的差距。换句话说，就是个体在社会中无法按预期方式行动的困难。

　　残障过程的程度与进展速度受到多种内外部因素的综合影响。① 内在因素主要是指个体内部的特征和资源，这些因素有助于增强其功能能力，诸如积极的健康生活方式和行为的改变。例如，个体的健康态度、生活习惯以及对健康行为的认知和调整，都可能对功能能力的维持和提升产生积极作用。与此同时，外部因素则是指个体所处环境中的支持系统，如医疗保健、社会支持网络及外部资源等，这些外部因素有助于减缓个体功能能力的衰退，尤其在老年人或功能受限的个体中，外部支持的作用显得尤为重要。

　　根据这一理论框架，家庭照护作为一种外部因素，在残障过程中起到了重要的作用。它不仅有助于预防潜在的残障发生，还能帮助老年人维持和恢复其功能能力。具体来说，家庭照护通过为老年人提供必要的支持，帮助他们克服日常生活中的各种困难，尤其是在身体机能逐渐衰退的情况下，家庭照护能够提供及时的协助，帮助老年人完成基本的日常活动，如洗漱、吃饭、穿衣等。这种支持不仅有助于老年人维持较高的独立性，还能促进他们的社会参与，减少孤立感，提高生活质量。因此，家庭照护作为外部支持的一种形式，能够有效地帮助老年人管理自己的健康与功能能力，从而在一定程度上减缓或延缓残障过程的进展。

　　然而，目前关于家庭照护对老年人功能能力影响的实证研究仍相对较少，且现有的大多数研究主要来源于欧洲国家或美国。这些研究的结论往往受到

① JAGGER C, CRIMMINS E M, SAITO Y, et al. International Handbook of Health Expectancies [M]. Cham：Springer International Publishing, 2020：275-285.

多种因素的影响，包括研究方法的选择、调查对象的群体特征以及所在社会文化背景的差异，因此，不同地区的研究结论存在一定的差异性。在这些国家，社会福利体系较为完善，老年人照护的外部资源和支持体系相对健全，而这些因素在中国的背景下可能并不完全适用。因此，针对中国老年人群体，特别是在家庭照护环境下的功能能力的研究仍显不足，相关的实证研究尚未形成足够的学术积累，需进一步深入探讨和补充。

二、家庭照护对老年人心理健康的影响

有学者指出，社会支持能够有效地保护个体免受心理健康问题的困扰。[①]具体来说，社会支持在应对压力事件和应激反应之间发挥着关键的干预作用。它通过减轻或防止个体对压力情境的负面评估，从而降低压力水平并缓解应激反应。具体来说，当个体因无法独立完成日常生活活动而感到困扰时，通常会将这一情境评估为一种高度应激事件。然而，接受社会支持的个体往往会认为他人能够并且愿意在他们需要时提供帮助，这种信念使得他们能够更顺利地完成这些任务。通过社会支持的介入，个体对功能性受限带来的潜在伤害的评估会发生转变，个体的应对能力感也得到增强，从而有效防止他们将此情境评估为过于应激或无法应对。基于这一理论，有研究进一步验证了，家庭成员在日常活动中的更大支持可以有效降低老年人的压力水平，并且减少抑郁症状的出现，从而改善老年人的心理健康状态。[②]

社会支持与心理健康之间的另一条路径是控制感的提升。控制感是指个体对自身生活掌控的感受，并在这一过程中感受到较少的外部限制。研究表明，功能性受限较严重的老年人在执行日常基本活动时往往会面临较多困难，

---

① THOITS P A. Mechanisms Linking Social Ties and Support to Physical and Mental Health [J]. Journal of Health and Social Behavior, 2011, 52 (2): 145-161.

② KWAG K H, MARTIN P, RUSSELL D, et al. The Impact of Perceived Stress, Social Support, and Home-Based Physical Activity on Mental Health among Older Adults [J]. International Journal of Aging and Human Development, 2011, 72 (2): 137-154.

因而常常体验到控制感的下降。① 然而，通过获得社会支持，功能受限的老年人可以获得足够的资源以应对压力事件，从而有效地提升其控制感。② 研究指出，增强个体的控制感能够有效减少其在面对逆境时产生的无助感，从而减轻抑郁症状。③ 学者们的研究也支持这一机制，提出社会支持可以通过提升个体的控制感来减轻抑郁症状，并且在一定程度上提高主观幸福感。④ 这一发现进一步说明了社会支持对心理健康的深远影响。

归属感和陪伴感是社会支持对心理健康产生影响的另一关键机制。⑤ 归属感指的是个体被他人情感依附，并被其认为在生活中具有重要性或影响力的人所接纳和包容；陪伴感则是归属感的紧密关联概念，指的是个体与他人共同参与和分享社交活动的体验。有研究指出，社会支持满足了个体对社交互动和他人接触的需求，为个体提供了来自他人的安全感与满足感，从而产生归属感和陪伴感。⑥ 实证研究表明，较高的归属感和陪伴感与更高的生活满意度以及较低的抑郁症状水平显著相关，增加陪伴感能够有效减少孤独感，而孤独感的减少往往与更低的抑郁和焦虑水平密切相关。⑦ 因此，社会支持通过提供归属感和陪伴感，减少孤独感，进而对心理健康产生积极影响。

① YANG Y. How Does Functional Disability Affect Depressive Symptoms in Late Life? The Role of Perceived Social Support and Psychological Resources [J]. Journal of Health and Social Behavior, 2006, 47 (4): 355-372.

② ZHOU X, YAO B X. Social Support and Acute Stress Symptoms (ASSs) During the COVID-19 Outbreak: Deciphering the Roles of Psychological Needs and Sense of Control [J]. European Journal of Psychotraumatology, 2020, 11 (1): 1779494.

③ PILCHER J J, BRYANT S A, SOUSA N, et al. Implications of Social Support as a Self-Control Resource [J]. Frontiers in Behavioral Neuroscience, 2016 (10): 228.

④ LAI D W L, LEE V W P, LI J, et al. The Impact of Intergenerational Relationship on Health and Well-Being of Older Chinese Americans [J]. Journal of the American Geriatrics Society, 2019, 67 (S3): 557-563.

⑤ COHEN S, WILLS T A. Stress, Social Support, and the Buffering Hypothesis [J]. Psychological Bulletin, 1985, 98 (2): 310-357.

⑥ TURNER L, MCLAREN S. Social Support and Sense of Belonging as Protective Factors in the Rumination-Depressive Symptoms Relation Among Australian Women [J]. Women and Health, 2011, 51 (2): 151-167.

⑦ THOMAS P A, LIU H, UMBERSON D. Family Relationships and Well-Being [J]. Innovation in Aging, 2017, 1 (3): 1-11.

　　然而，一些研究指出，老年人可能在想象他人如何看待自己表现的过程中，逐渐意识到自身在日常生活中所表现出的无能和对他人的过度依赖，这种觉察可能对其自尊心（即对自身价值和能力的理解）产生威胁，进而引发抑郁症状的出现。① 此外，有研究表明，过度照护可能会削弱社会支持的积极作用，因为照护者因承担繁重的照护责任而逐渐感到压力增加，这导致照护者与被照护者之间的负面互动频率和强度上升，最终造成老年人功能退化和抑郁症状的加重。②

　　值得特别注意的是，相关研究强调了社会文化背景在负面后果中的重要作用。总体而言，社会文化背景的差异主要体现在集体主义文化和个人主义文化之间。③ 大多数西方国家的文化深受个人主义影响，其核心目标在于追求个人的相对独立性。因此，当老年人接受家庭照护时，他们往往会产生更强烈的依赖感，从而对其健康造成潜在的负面影响。相较之下，亚洲国家的老年人通常倾向于将自我视为社会整体的一部分，更加重视自我与他人之间的相互依存性。在中国，老年人普遍更看重自身在家庭中的角色，而非纯粹的自尊心。具体而言，中国老年人从家庭中获得的归属感和陪伴感往往远超自尊心受损可能带来的抑郁感。因此，与西方国家相比，中国的社会价值观在老年人接受家庭照护时可能提供额外的缓冲效应，进一步增强了家庭照护对心理健康的积极作用。

　　另一个需要深入探讨的因素是社会支持的数量是否适度。过度照护可能会削弱社会支持的正向作用，使其保护效果逐渐减弱。照护者在长期的照护过程中，往往面临着越来越大的心理和生理压力。随着照护责任的累积，这种压力不仅会降低社会支持的实际质量，还可能对照护者与被照护者的关系产生消极影响，增加家庭中的紧张感和冲突感，进而加剧家庭成员的心理压

① LIN I-F, WU H-S. Does Informal Care Attenuate the Cycle of ADL/IADL Disability and Depressive Symptoms in Late Life? [J]. Journals of Gerontology, Series B, Psychological Sciences and Social Sciences, 2011, 66 (5): 585-594.

② KASCHOWITZ J, BRANDT M. Health Effects of Informal Caregiving Across Europe: A Longitudinal Approach [J]. Social Science and Medicine, 2017 (173): 72-80.

③ HU B, LI L. The Protective Effects of Informal Care Receipt Against the Progression of Functional Limitations Among Chinese Older People [J]. The Journals of Gerontology, Series B, Psychological Sciences and Social Sciences, 2020, 75 (5): 1030-1041.

力。因此，关于家庭照护对健康的影响机制，尤其是适度家庭照护的界限问题，仍然需要更为系统的实证研究来加以验证。

第三节 实证分析

本节基于 2008 年、2011 年和 2014 年 CLHLS 数据，深入探讨家庭照护对中国老年人身心健康的影响。在数据基本情况方面，第二章第三节已对该数据来源和样本特征进行了详尽介绍。接下来，本节将首先说明实证分析的样本构成及各变量的设定，确保研究的代表性和变量设置的合理性；然后，详细阐述本节所采用的实证方法，以保证分析的科学性和严谨性；最后，通过实证分析揭示家庭照护对中国老年人身心健康的具体影响，以期为中国老年人长期照护政策的制定提供科学依据。

一、数据和变量

（一）样本构成

本研究选取了 2008 年、2011 年和 2014 年 3 期 CLHLS 数据作为个体层面分析的主要数据来源。尽管 CLHLS 自 2005 年起便开始收集家庭照护信息，但存活在四期数据（2005 年、2008 年、2011 年和 2014 年）中的老年人数量有限，且存活在 2014 年与 2018 年两期的样本数量也较少。因此，为了保证样本的代表性和连续性，本研究将分析对象限定为存活在 2008 年、2011 年和 2014 年 3 期中的 65 岁及以上的老年人。

在 CLHLS 的问卷设计中，家庭照护的调查问题独立于养老机构照护。受访者首先被问及是否居住在养老机构，不论居住与否，均需要选择其主要照护者类型，包括配偶、子女、孙辈、其他亲属、朋友、邻居、社会服务机构或保姆。尽管部分养老机构中的老年人同时接受家庭照护，但数据无法有效区分家庭照护与机构照护对健康结果的独立作用。为减少潜在的混杂偏差，本研究将居住于养老机构的个体（共 114 人）排除出分析样本。此外，由于中国的社区照护仍处于发展初期，将社区照护作为主要照护来源的个体数量较少（共 81 人），不足以开展有效的统计分析。因此，本文也将这部分个体排除，以更集中探讨家庭照护对老年人健康的具体影响。最终纳入分析的样本规模为 4396 人。

（二）变量设置

本研究设置了两个因变量：（1）功能性受限：通过 ADL 受限项数来衡量。在 CLHLS 数据中，包含 6 项指标用于评估个体的功能性受限情况，包括进食、穿衣、室内移动、洗澡、如厕和控制排泄。ADL 受限项数基于个体在这些活动中无法独立完成或存在困难的数量来衡量。（2）抑郁症状：基于 CLHLS 数据中的 5 个常用项目进行测量，这些项目在既有研究中已被广泛应用。具体而言，两项问题衡量积极情绪，即"您是否乐观面对生活？"和"您现在的快乐程度是否与年轻时相同？"；另外三项问题衡量消极情绪，包括"您是否经常感到焦虑或害怕？""您是否经常感到孤独和被隔离？"以及"您是否觉得年龄越大越无用？"受访者可从"总是""经常""有时""很少"和"从不"五个选项中选择，每个回答对应 1 到 5 分，分值越高表示负面情绪越强。因此，抑郁症状得分范围在 5 到 25 分之间，分值越高表示抑郁程度越高。该测量方法的效度和信度已在相关文献中得到验证。[①]

本研究的自变量为家庭照护。在 CLHLS 问卷中，受访者首先被询问是否需要帮助完成日常生活活动，包括洗澡、穿衣、如厕、室内移动、控制排泄和进食等；如果受访者表示需要帮助，则进一步询问其主要照护者的身份。当受访者主要依赖家庭照护（即由配偶、子女、孙辈、其他亲属、朋友或邻居提供照护）时，问卷还会询问其在过去一周内从子女或孙辈处获得帮助的总时长。因此，本研究构建了两项核心自变量：第一项为二元变量，若个体主要依赖于家庭照护，则该变量记为 1；若个体未获得任何照护，则记为 0。针对主要依赖家庭照护的个体，第二项自变量为"家庭照护强度"，以受访者在过去一周内获得子女或孙辈照护的总小时数来衡量。为控制非线性影响，所有模型中对该连续变量均采用对数转换。

根据压力缓冲模型以及现有的相关研究，本研究在分析中控制了一系列

① SHEN K, ZHANG B, FENG Q S. Association between Tea Consumption and Depressive Symptom among Chinese Older Adults [J]. BMC Geriatrics, 2019, 19 (1): 246.

可能影响健康结果的变量。[①] 年龄被作为一个二元变量进行处理，分为 65～79
岁和 80 岁及以上两组。性别也作为二元变量进行分析，其中女性为参照组。
受教育程度被划分为分类变量，受访者通过回答"您上学多少年?"来提供教
育信息。根据受访者的回答，教育年限被分为三类：未受教育（作为参照
组）、小学和初中及以上。婚姻状况被划分为三类，包括"其他"（分居、离
异、从未结婚，作为参照组）、丧偶和已婚。居住地则为分类变量，分为城市
（参照组）、镇和农村。收入变量指的是老年家庭的人均年收入，收入数据通
过"您家庭去年总收入是多少?"的问题进行收集。为调整家庭收入差异，本
研究考虑了家庭规模和人口构成，采用等效规模进行调整，公式为

$$AE=(A+P×K)^F$$

其中，A 为家庭中成人数量，K 为儿童数量，P 为儿童折算成成人的比
例，F 为规模经济系数。在本研究中，P 设定为 0.3，F 设定为 0.75。此变量
为连续变量。由于收入不平等对极端收入值（高值和低值）敏感，因此依据
惯例，剔除调整后家庭人均收入分布的前 0.5% 和后 0.5%。[②] 2008 年和 2011
年的收入数据通过消费者物价指数调整至 2014 年的水平。在所有模型中，为
了控制收入的非线性效应，本研究使用家庭人均收入的对数形式。居住安排
为二元变量，表示个体是否与家庭成员同住。自评健康通过问卷中的问题
"您目前如何评价自己的健康状况?"进行评估，受访者可以选择 5 个选项：
"非常好""好""中等""差"和"非常差"。为了便于分析，健康状况被归
为三组："差"（作为参照组）、"中等"和"好"。慢性病数量作为计数变量，
表示受访者所患慢性疾病的数量。认知功能则通过中文版简易精神状态检查
量表进行测量。该量表根据国际标准进行翻译，并结合了中国老年人的文化
和社会经济背景，确保所有项目便于理解和回答。量表原始版本包含 24 个项
目，涵盖 6 个维度：5 个定向项目、3 个登记项目、1 个命名项目、5 个注意

① HU B, LI L. The Protective Effects of Informal Care Receipt Against the Progression of Func-
tional Limitations Among Chinese Older People [J]. The Journals of Gerontology, Series B,
Psychological Sciences and Social Sciences, 2020, 75 (5): 1030-1041.

② YANG W, KANAVOS P. The Less Healthy Urban Population: Income-Related Health Ine-
quality in China [J]. BMC Public Health, 2012, 12 (1): 804.

和计算项目、3 个回忆项目和 7 个语言项目。中文版量表的总分范围为 0~30
分，得分越高表示认知功能越好。为便于分析，本研究构建了一个标准化的
单一得分，且过往文献已经验证了中文版量表的有效性和可靠性。① 此外，考
虑到生活方式可能对健康结果产生影响，本研究还将吸烟和饮酒纳入分析范
围。具体通过问卷中的"您目前吸烟吗?"和"您目前饮酒吗?"这两个问题
来衡量，吸烟和饮酒均为二元变量，且"否"作为参照组。表 4-1 展示了样
本的描述性统计结果。

表 4-1　样本描述性统计

变量	平均值（标准差）/比例%
是否获得家庭照护	
否	61.62
是	38.38
家庭照护强度	3.209 (1.276)
ADL 受限项数	0.377 (1.140)
抑郁症状	11.352 (3.330)
年龄	
65~79	44.92
80+	55.08
性别	
女性	53.80
男性	46.20
受教育程度	
未受教育	80.66
小学	16.56
初中及以上	2.78

---

① DENG Q W, LIU W B. Inequalities in Cognitive Impairment among Older Adults in China and the Associated Social Determinants: A Decomposition Approach [J]. International Journal for Equity in Health, 2021, 20 (1): 82.

续表

变量	平均值（标准差）/比例%
婚姻状况	
其他	3.01
丧偶	52.27
已婚	44.72
居住地	
城市	16.35
镇	30.40
农村	53.25
居住安排（是否与家人同住）	
否	17.60
是	82.40
收入	10921.96（14933.49）
吸烟	
否	79.80
是	20.20
喝酒	
否	81.73
是	18.27
自评健康状况	
差	18.70
中等	35.06
好	46.24
慢性病数量	1.151（1.317）
认知功能	24.628（7.295）
样本总量	4396

数据来源：CLHLS 数据。

二、实证方法

学界认为固定效应模型是一种有效的分析方法，特别适合用于利用数据的纵向特性来深入探讨解释变量的变化与结果变量变化之间的关系。该模型能够评估个体内部随时间推移的变化，从而揭示变量之间的动态关联。在本研究中，固定效应模型被用于探讨家庭照护的变化如何影响个体健康状况的变化。具体而言，固定效应模型通过将每个个体作为其自身的对照组，比较个体在不同家庭照护水平下的健康结果，以分析家庭照护对健康的影响。假设个体内的照护变化与其他变量的变化不相关，那么通过比较个体在不同时期健康结果的差异，可以估算获得家庭照护的情况与健康结果之间的因果关系。该模型能够有效控制个体固有特征带来的干扰，从而更加精确地识别照护变化对健康的影响。

已有研究在探讨家庭照护与健康之间的关系时，认识到健康状况可能会对照护的需求和接受情况产生影响，即健康状况较差的个体可能获得更多的家庭照护。在普通的固定效应模型中，确实存在健康衰退导致个体接受更多家庭照护的可能性。因此，反向因果关系的问题可能使得固定效应模型未能完全捕捉家庭照护对功能性衰退的真实影响。为了解决这一问题，控制反向因果效应，本文遵循了之前研究的做法，采用了含滞后项的固定效应模型。该模型通过控制前一期的健康状况，利用前一期的家庭照护变量来预测后一期的健康状况，从而减少反向因果关系带来的干扰。具体而言，本文使用滞后的家庭照护变量，考察第一期与第二期之间家庭照护的变化是否与第二期与第三期之间健康结果的变化存在显著关联，以最大限度地减少反向因果效应对结果的潜在影响。模型的具体设定如下：

$$Health_{it}=\alpha_0+\alpha_1 IFC_{i,t-1}+\beta_1 Health_{i,t-1}+\beta_2 X_{i,t-1}+\delta_i+\varepsilon_{it}, \quad t=2, 3$$

在此模型中，$Health_{it}$ 表示个体 i 在时间点 t 上的 ADL 受限项数和抑郁症状。$IFC_{i,t-1}$ 表示个体 i 在时间点 $t-1$ 上是否将家庭照护作为主要照护来源，或者其在该时间点接受的家庭照护时长。α_1 表示家庭照护与健康之间的关系，若 α_1 为正数，则表示家庭照护增加了个体出现更多 ADL 受限或更多抑郁症状的可能性；若 α_1 为负数，则表明家庭照护对健康具有保护作用，即降低了个体出现更多 ADL 受限或更多抑郁症状的风险。$X_{i,t-1}$ 表示个体 i 在时间点 $t-1$ 上所有的控制变量，包括其他可能影响健康的因素。δ_i 表示个体层面未观察到的异质性，反映了因个体差异而未被模型捕捉到的影响因素。ε_{it} 是误差项。

三、实证分析结果

表 4-2 展示了使用固定效应模型和含滞后项的固定效应模型分析家庭照护与老年人身体健康之间关系的结果，强调了在研究中考虑健康状况对家庭照护接受的反向影响的重要性。如果忽视健康对照护的反向影响，我们可能会错误地认为，获得家庭照护的老年人，其 ADL 受限数量会随着时间增加。然而，引入滞后期的家庭照护变量后，结果发生了变化，显示出获得家庭照护与功能受限的进展减缓相关。也就是说，前一期获得照护的老年人在接下来的时间里，ADL 受限数量反而减少了 1.467 项。这表明，家庭照护对老年人身体健康有一定的保护作用，能帮助老年人减缓功能性限制的恶化。

表 4-2　是否获得家庭照护对身体健康的影响

变量	固定效应模型	含滞后项的固定效应模型
是否接受家庭照护（参照组：否）		
是	1.240（0.024）***	-1.467（0.207）***
年龄（参照组：65~79）		
80+	-0.015（0.030）	-0.071（0.081）
性别（参照组：女性）		
男性	—	-0.131（0.043）***
受教育程度（参照组：未受教育）		
小学	—	0.012（0.035）
初中及以上	—	0.171（0.073）**
婚姻状况（参照组：其他）		
丧偶	-0.054（0.057）	-0.105（0.137）
已婚	-0.074（0.057）	-0.030（0.135）

变量	固定效应模型	含滞后项的固定效应模型
居住地（参照组：城市）		
镇	−0.047（0.041）	0.354（0.093）***
农村	−0.066（0.041）	0.391（0.095）***
居住安排（是否与家人同住）（参照组：否）		
是	0.095（0.134）***	0.030（0.065）
收入	0.001（0.006）	−0.015（0.014）
吸烟（参照组：否）		
是	−0.069（0.031）**	0.060（0.072）
喝酒（参照组：否）		
是	0.001（0.026）	−0.058（0.059）
自评健康状况（参照组：否）		
中等	−0.115（0.024）***	0.051（0.060）
好	−0.138（0.025）***	0.149（0.063）**
慢性病数量	0.014（0.007）**	−0.012（0.016）
认知功能	−0.029（0.002）***	0.002（0.005）
ADL 受限项数	—	0.942（0.159）***
抑郁症状	0.009（0.003）***	−0.010（0.006）*

注：*** $p<0.01$，** $p<0.05$，* $p<0.1$。单元格表示系数（标准误）。

表4-3展示了使用固定效应模型和含滞后项的固定效应模型分析家庭照护与老年人心理健康之间关系的结果。在抑郁症状方面，如果不考虑反向因果效应，固定效应模型显示，获得家庭照护的个体其抑郁症状有所增加，但这一关系未达到显著水平。经过控制反向因果关系后，研究结果表明，前一期获得家庭照护的个体在随后的一期中抑郁症状有所减轻，但这一关系同样未能达到显著性。这表明，尽管家庭照护与抑郁症状之间存在一定的关联，但在本书研究中，这一影响并不显著。

表4-3 是否获得家庭照护对心理健康的影响

变量	固定效应模型	含滞后项的固定效应模型
是否接受家庭照护（参照组：否）		
是	0.174（0.130）	−0.395（0.253）
年龄（参照组：65～79）		
80+	0.043（0.139）	−0.059（0.242）
性别（参照组：女性）		
男性	—	−1.155（0.149）***
受教育程度（参照组：未受教育）		
小学	—	−0.400（0.144）***
初中及以上	—	−0.435（0.306）
婚姻状况（参照组：其他）		
丧偶	−0.054（0.057）	−0.167（0.408）
已婚	−0.074（0.057）	0.112（0.404）
居住地（参照组：城市）		
镇	0.629（0.189）***	0.035（0.273）
农村	0.702（0.192）***	−0.118（0.279）
居住安排（是否与家人同住）（参照组：否）		
是	−0.373（0.124）***	0.237（0.193）
收入	−0.019（0.027）	0.047（0.041）
吸烟（参照组：否）		
是	−0.104（0.143）	0.361（0.215）*
喝酒（参照组：否）		
是	−0.239（0.121）**	0.135（0.176）
自评健康状况（参照组：否）		
中等	−1.374（0.109）***	0.220（0.176）
好	−2.434（0.113）***	0.529（0.186）***
慢性病数量	0.055（0.032）*	−0.072（0.048）
认知功能	−0.055（0.008）***	0.025（0.014）*

变量	固定效应模型	含滞后项的固定效应模型
ADL 受限项数	0.203（0.055）***	−0.125（0.124）
抑郁症状	—	−0.011（0.027）

注:*** p<0.01, ** p<0.05, *p<0.1。单元格表示系数（标准误）。

本书进一步聚焦于获得家庭照护的群体，考察家庭照护强度与健康之间的关系。表4-4展示了家庭照护强度对身体健康的影响。在未考虑反向因果关系的情况下，固定效应模型的结果表明，获得更长时间家庭照护的个体，其功能性受限项数的增加与家庭照护时长显著相关。然而，在控制了反向因果关系后，含滞后项的固定效应模型的结果发生了变化，显示前一期获得更长时间家庭照护的个体随着时间推移，其 ADL 受限项数反而在减少，但这一关系并未达到统计显著性。这表明，尽管初步分析显示照护时长与功能性限制之间存在正相关关系，但在控制反向因果效应后，照护时长与健康状况之间的关系变得不再显著，这表示家庭照护强度的效应可能受到反向因果关系的干扰。

表4-4　家庭照护强度对身体健康的影响

变量	固定效应模型	含滞后项的固定效应模型
是否接受家庭照护（参照组：否）		
是	0.292（0.054）***	−0.157（0.154）
年龄（参照组：65~79）		
80+	0.272（0.383）	−0.626（1.196）
性别（参照组：女性）		
男性	—	−0.135（0.424）
受教育程度（参照组：未受教育）		
小学	—	−0.008（0.658）
初中及以上	—	0.594（0.846）
婚姻状况（参照组：其他）		
丧偶	−0.236（0.701）	3.033（1.923）*

变量	固定效应模型	含滞后项的固定效应模型
已婚	0.002 (0.672)	2.382 (1.345) *
居住地（参照组：城市）		
镇	−0.903 (0.390) **	−0.374 (0.728)
农村	−0.922 (0.386) **	−0.372 (0.639)
居住安排（是否与家人同住）（参照组：否）		
是	0.334 (0.308)	−0.034 (0.807)
收入	−0.077 (0.061)	−0.048 (0.146)
吸烟（参照组：否）		
是	−0.293 (0.375)	−0.253 (1.062)
喝酒（参照组：否）		
是	0.131 (0.355)	0.330 (0.714)
自评健康状况（参照组：否）		
中等	−0.240 (0.203)	0.157 (0.439)
好	−0.400 (0.232) *	0.815 (0.460) *
慢性病数量	0.053 (0.057)	−0.174 (0.141)
认知功能	−0.028 (0.013) **	0.020 (0.025)
ADL 受限项数	—	0.436 (0.236) *
抑郁症状	0.047 (0.026) *	0.094 (0.163)

注：*** $p<0.01$，** $p<0.05$，* $p<0.1$。单元格表示系数（标准误）。

表4-5 展示了家庭照护强度对心理健康的影响。在未考虑反向因果关系的情况下，固定效应模型的结果表明，获得更长时间家庭照护的个体，其抑郁症状的增加与家庭照护时长相关。然而，在控制了反向因果关系后，含滞后项的固定效应模型的结果发生了变化，显示前一期获得更长时间家庭照护的个体随着时间推移，其抑郁症状反而减少，但这一关系并未达到统计显著性。总之，本书聚焦于获得家庭照护的群体，未发现家庭照护强度对老年人身心健康状况产生显著影响。

表 4-5　家庭照护强度对心理健康的影响

变量	固定效应模型	含滞后项的固定效应模型
是否接受家庭照护（参照组：否）		
是	0.167 (0.127)	−0.318 (0.339)
年龄（参照组：65~79）		
80+	−0.697 (0.864)	3.169 (1.474) **
性别（参照组：女性）		
男性	—	−2.601 (1.589)
受教育程度（参照组：未受教育）		
小学	—	3.340 (1.659) **
初中及以上	—	2.891 (2.527)
婚姻状况（参照组：其他）		
丧偶	0.795 (1.582)	1.990 (2.583)
已婚	−0.772 (1.517)	0.661 (1.179)
居住地（参照组：城市）		
镇	0.313 (0.889)	2.073 (1.647)
农村	0.395 (0.880)	0.978 (0.647)
居住安排（是否与家人同住）（参照组：否）		
是	0.018 (0.697)	2.158 (1.127) *
收入	0.076 (0.138)	−0.625 (0.219) ***
吸烟（参照组：否）		
是	0.532 (0.846)	1.123 (1.816)
喝酒（参照组：否）		
是	−1.226 (0.799)	−0.881 (1.413)
自评健康状况（参照组：否）		
中等	−0.584 (0.468)	3.043 (1.124) ***
好	−2.366 (0.508) ***	3.282 (1.067) ***
慢性病数量	0.266 (0.129) **	0.200 (0.241)
认知功能	−0.043 (0.028)	−0.037 (0.065)

变量	固定效应模型	含滞后项的固定效应模型
ADL 受限项数	0.237（0.133）*	−0.556（0.416）
抑郁症状	—	−0.012（0.132）

注：*** $p<0.01$，** $p<0.05$，* $p<0.1$。单元格表示系数（标准误）。

第四节　总结与讨论

本章旨在探讨家庭照护对老年人健康轨迹的影响，重点分析了家庭照护与老年人功能性受限项数及抑郁症状变化之间的关系。揭示了一些新的且具有说服力的发现。获得家庭照护能够显著减缓老年人功能性受限的恶化，这表明家庭照护在改善老年人日常生活能力方面具有一定的保护作用。然而，家庭照护对减轻老年人抑郁症状的效果并不显著，表明在心理健康方面，家庭照护的作用相对有限。进一步分析显示，尽管家庭照护可能在某些方面改善老年人的健康状况，但本书研究并未发现家庭照护时长与老年人健康状况之间存在显著的正向关系，即照护时长的增加并未直接带来健康状况的显著改善。

这些发现与中国现有的研究结果相一致，但与西方国家的相关研究存在显著差异。这种差异可能源于不同社会文化背景下，对家庭照护意义的不同解读。对西方国家的老年人来说，依赖家庭成员帮助完成日常生活活动通常意味着失去对生活的控制感，可能威胁到其自尊心，最终对健康产生负面影响。然而，在儒家文化的深刻影响下，中国社会更加重视家庭的凝聚力和孝道观念。对中国的老年人而言，他们往往更看重家庭成员之间的情感联系，而非对自身控制感的保持。依赖家庭照护不仅不被视为弱点，反而常常被认为是家庭和睦的象征，许多老年人因此感到自豪，并认为能够在晚年享受家庭照护是一种幸运和福气。因此，中国社会特有的社会价值观可能对负面影响起到了一定的缓冲作用，帮助老年人更好地适应照护过程中可能带来的情感和心理压力。本章的实证研究结果也验证了这一假设，表明文化差异在影响家庭照护效果方面起到了重要作用。

在聚焦家庭照护接受者的部分，研究发现，家庭照护时长的增加并未显著减少功能性受限项数或抑郁症状，这一结论与一些现有研究的结果一致。一种可能的解释是，尽管中国的成年子女普遍认为照护老年人是他们的责任，然而这种责任感并不能有效避免全天候照护所带来的负面影响。具体来说，照护时长的增加可能导致照护者减少工作、社交活动和休息时间，从而产生其身心负担。在某些情况下，夜间照护的需求可能会打乱照护者的正常作息，影响他们的睡眠质量，进而增加身体和心理的压力，这不仅影响照护者的身心健康，还可能超越社会价值观的缓冲作用，产生反效果。另一种可能的解释是，家庭照护者通常缺乏足够的专业知识和技能。当老年人面临严重的功能性限制时，他们往往需要更专业的护理，例如，康复治疗等。然而，仅仅依靠成年子女的照护可能无法满足老年人在健康维持方面对专业护理的需求。因此，随着家庭照护时长的增加，照护者的压力和负担可能增大，家庭照护的保护作用也可能随着时间的推移逐渐减弱，甚至消失。此种情况下，照护时长的增加反而可能带来不利影响，不能有效缓解老年人的健康问题，反而可能加剧其健康风险。

本章研究发现对中国长期照护系统的政策制定具有深远的影响。尽管家庭照护通常被视为长期照护系统中的"无偿照护"，但这一认知并不意味着可以忽视家庭照护所带来的隐性成本。家庭照护不仅承担了大量的照护责任，而且还涉及照护者自身健康和福祉的潜在风险。因此，政策制定者必须充分认识到家庭照护者在照护体系中的重要贡献，并采取积极措施来保护他们的身心健康，以确保家庭照护能够在未来实现更好的可持续性。灵活的工作安排是平衡照护与工作的关键措施之一，它能够有效帮助照护者减轻工作压力，使他们能够更好地应对家庭照护的需求。在西方国家，如法国，政府已允许员工申请最多三个月的照护假，并提供续假选项。在此期间，照护者可请求雇主暂时中断其工作，但仍保留工作职位和相关权益，这不仅有助于减轻照护者的经济负担，还为他们提供了足够的时间和空间来照料家人。同时，照护者还可通过社会保障体系获得日常家庭保障津贴，进一步缓解照护过程中可能产生的经济压力。① 此外，货币补偿措施，如现金补助，已在多个老龄化的社会中得到广泛应用，用以弥补照护者因照护所造成的生产力损失。例如，在爱尔兰，家庭照护者可以领取保障津贴，支持其提供全职照护，并且在老年人去世后，津贴可延续 12 周，以帮助照护者顺利度过照护角色结束后的过渡期。此举为照护者提供了充足的时间进行个人生活的适应和规划。② 为了缓解家庭照护者过重的负担，许多国家还实施了喘息照护服务。喘息照护服务为照护者提供短期的替代照护，帮助他们获得必要的休息和恢复。例如，芬兰设有专门的中心，提供针对照护者的心理咨询和支持服务，避免照护者感到孤立或无助，进而改善其心理健康状况。③ 鉴于以上成功经验，中国政府应考虑借鉴类似的政策措施。在注重家庭照护的保护作用的同时，为照护者提供必要的照护假期、现金补助以及喘息照护服务，帮助照护者平衡照护与生活，减轻照护负担，进而推动家庭照护的可持续发展。这些措施的实施不仅将有助于提高照护者的福祉，还能促进整个社会长期照护体系的优化和完善。

家庭照护时长增加可能导致保护作用减弱的事实，并不意味着家庭照护本身无效，而是表明单一依赖家庭照护并非长远、可持续的解决方案。这一现象凸显了家庭照护在长期照护体系中的局限性，必须通过采取更多的补充性措施来维持其原有的保护作用，以确保其能够在更长的时间内为老年人提供有效支持。事实上，在许多西方国家，老年人在接受家庭照护的同时，还会获得社区照护服务，这种多元化的照护模式不仅能够有效提高照护质量，还能有效分担照护责任，减轻家庭照护者的负担，从而在一定程度上缓解家庭照护过程中的压力。例如，在马耳他，每位有严重功能性限制的老年人都会得到一名专业的社区照护者的帮助，这些专业照护者为老年人提供日常活

① WANG Y X, YANG W. Does Receiving Informal Care Lead to Better Health Outcomes? Evidence from China Longitudinal Healthy Longevity Survey [J]. Research on Aging, 2022, 44 (7−8): 510−518.

② RHEE J C, DONE N, ANDERSON G F. Considering Long−Term Care Insurance for Middle−Income Countries: Comparing South Korea with Japan and Germany [J]. Health Policy, 2015, 119 (10): 1319−1329.

③ WANG Y X, YANG W. Does Receiving Informal Care Lead to Better Health Outcomes? Evidence from China Longitudinal Healthy Longevity Survey [J]. Research on Aging, 2022, 44 (7−8): 510−518.

动帮助以及康复服务，确保老年人能够得到更全面、专业的照护。[①] 此外，提供家庭照护者的技能培训项目也是提高照护质量和保障老年人健康的重要措施之一。培训的目的不仅在于提升家庭照护者的专业技能，更应帮助其避免照护过程中可能产生的疲劳和心理压力。比如，在斯洛文尼亚，政府已成功推出并实施了一个以社区为基础的家庭照护者培训项目，旨在帮助家庭照护者学习如何更有效地提供高质量的照护，同时帮助他们保护自身免受照护带来的负面影响。该项目通过提供系统化的培训，帮助照护者提高照护技巧，并通过心理支持缓解照护压力，有效提升照护者的幸福感和健康水平。[②] 尽管这些举措在西方已取得了成功，并广泛得到了应用。但在中国，尤其是在农村和欠发达地区，专业的社区照护服务仍处于相对滞后的状态，尚未形成健全的照护服务体系。这一现状不仅影响了老年人的照护质量，也给家庭照护者带来了更大的压力。因此，政府应高度重视家庭照护和社区照护服务的建设，并采取有效措施推动其发展。具体来说，应通过政策引导和资金支持，鼓励和促进社区照护服务的普及和发展，特别是在欠发达地区提供更多的专业照护资源。同时，应加强对家庭照护者的培训和支持，以帮助他们更好地应对照护任务，提升照护质量，确保老年人能够在更健康、更舒适的环境中度过晚年。

本章研究发现，接受日常活动照护并未显著减轻老年人的抑郁症状，这一结果表明，单纯的日常活动照护难以有效解决老年人的心理健康问题。老年人的心理健康不仅仅依赖于日常生活的照护，更需要多元化的社会支持，尤其是情感支持。在这一背景下，日常活动照护的局限性凸显，呼吁社会各界在提供照护服务时，更多关注心理健康的改善和情感上的支持。在英国，提升老年人心理健康已成为国家长期照护系统的重要目标之一。为了有效应对老年人的抑郁症状，英国的社区和志愿服务部门常常组织相关活动，为抑

---

① WANG Y X, YANG W. Does Receiving Informal Care Lead to Better Health Outcomes? Evidence from China Longitudinal Healthy Longevity Survey [J]. Research on Aging, 2022, 44 (7—8)：510-518.

② WANG Y X, YANG W. Does Receiving Informal Care Lead to Better Health Outcomes? Evidence from China Longitudinal Healthy Longevity Survey [J]. Research on Aging, 2022, 44 (7—8)：510-518.

郁的老年人提供专业的心理指导。例如，定期安排临床心理学家和精神科护士与老年人进行互动交流，通过这种方式，帮助老年人增加社交互动，缓解他们的心理压力，从而有效改善其心理健康。① 这种综合性的照护方式不仅关注老年人的身体健康，还充分考虑他们的心理需求，已成为多国长期照护体系的重要组成部分。然而，当前中国对这一方面的关注仍显不足，尤其是在老年人的心理健康支持方面，存在较为明显的欠缺。尽管家庭照护和日常活动支持对于缓解老年人生活困难具有一定作用，但对于抑郁症等心理健康问题，单一的身体照护形式显然是不够的。更为严重的心理健康问题可能进一步加剧老年人日常功能能力的下降，甚至影响其认知能力。因此，必须认识到心理健康对老年人总体健康的重要性，并采取更加综合、及时的措施，为需要帮助的老年人提供高质量的心理服务。为了更好地应对老年人群体的心理健康问题，政府应加大投入，推动心理健康服务在长期照护体系中的融入与完善。这不仅要求提升对老年人心理问题的关注程度，还需要在社区层面建立更多专业的心理服务机构，定期开展心理健康干预活动，以确保老年人在心理上能够得到有效支持。同时，应鼓励和培训照护人员，增加对心理健康的关注，帮助老年人实现更全面的健康管理。

值得注意的是，本章的研究存在若干局限性，需要在解读结果时加以注意。首先，对于主要依赖家庭照护的受照护人群，由于本次调查未收集相关数据，导致无法明确区分个体是否完全依赖于家庭照护，或者其是否同时接受家庭照护与社区照护。这一数据缺失可能导致本研究对家庭照护效应的高估。然而，考虑到有研究指出，仅有5%的中国居家老年人会同时获得家庭成员和社区的照护。② 因此，这一局限性可能对研究结论的影响较小，并不会显著改变研究的主要发现。其次，正如其他纵向研究所面临的问题一样，本章的研究也存在死亡和非回应导致的样本流失，这可能引发样本选择偏倚的问题。尽管如此，已有研究表明，使用该数据集的研究未发现由于关键特征差

---

① NAYLOR C, DAS P, ROSS S, et al. Bringing Together Physical and Mental Health: A New Frontier for Integrated Care [R]. London: The King's Fund, 2016: 1-9.

② PENG R, WU B. The Impact of Long-Term Care Policy on the Percentage of Older Adults With Disabilities Cared for by Family Members in China: A System Dynamics Simulation [J]. Research on Aging, 2021, 43 (3—4): 147-155.

异所引发的系统性响应偏倚或失访差异。① 因此，尽管样本流失可能影响结果，但这一问题对研究结果的影响应当是有限的。此外，家庭照护的强度是一个复杂的指标，单纯通过照护时长来衡量其强度并不十分准确。照护强度不仅取决于照护时间，还与提供照护的具体类型和方式密切相关。例如，在帮助老年人室内行走或洗浴时，在照护时长相同的情况下，照护强度可能因为具体任务的性质不同而有所不同；此外，提供帮助的质量差异也可能导致照护强度的不同。因此，本书关于家庭照护时长的结论应当谨慎解读，未来的研究应进一步收集和分析有关照护强度的详细信息，尤其是针对特定任务的照护时间及质量，以便更准确地评估家庭照护的效应。最后，针对前期研究中提及的反向因果关系的问题，本章的研究采用滞后固定效应模型以减少健康状况对获得家庭照护的影响。然而，这一方法并未完全解决反向因果关系的问题，仍可能存在一定的偏误。因此，未来的研究可以采用如工具变量法等其他方法，以更为有效地揭示家庭照护与老年人健康之间的因果机制，从而为相关政策的制定提供更加坚实的实证依据。

① ZENG Y. Chinese Longitudinal Healthy Longevity Survey and Some Research Findings [J]. Geriatrics and Gerontology International, 2004, 4 (S1): 49-52.

第五章

社区照护与家庭照护之间的关系

在老龄政策领域,"原居安老"是一个常被提及的术语,是指"帮助老年人在熟悉的家庭和社区环境中实现安全、独立和舒适的生活"。① 这一概念得到了政府的高度关注和支持,因为它不仅符合老年人留在家中生活的愿望,还被认为是一种有效应对人口老龄化的手段,有助于减缓日益攀升的机构照护成本。当前在家庭和社区中提供的照护,通常由家庭成员、朋友或邻里在无偿的情况下自发提供,是老年人普遍依赖的主要照护形式。然而,随着人口老龄化进程的加快,现代社会家庭结构发生变化,家庭照护提供者的数量逐渐减少,社会文化和规范对家庭成员照护义务的期望也在变化。因此,在未来,单纯依靠家庭照护来满足老年人长期照护需求的状况可能难以持续。鉴于老年人希望能够在家中养老,政府正积极推进社区照护的发展,提供多样化的本地照护服务,以满足老年人的居家养老需求。相应地,政府也在逐步弱化机构照护的比重,以减轻机构照护服务体系的负担,并鼓励更多老年人选择社区照护服务作为原居安老的替代方案。因此,在本章中,我们将重点探讨社区照护与家庭照护之间的关系。

① 刘怿,解韬. 基于原居安老的居家环境适老化改造服务研究:澳大利亚的经验与启示[J]. 老龄科学研究,2021,9(7):64-77.

第一节 研究背景

一、社区照护的发展

正如本书第一章和第三章所述,社区照护是指为患有慢性疾病、功能受限、失智的个体提供的一系列支持服务,使他们能够在熟悉的家庭或社区环境中获得持续的照护和支持,而不必搬迁至养老院或其他护理机构。这些服务最初集中于协助老年人完成日常生活活动,随后逐步扩展至更为全面的医疗服务,包括药物管理和康复治疗。例如,自20世纪中后期起,美国和英国开始发展社区照护服务,通过为社区中的老年人提供日常生活辅助以及专科医生的上门服务,有效支持老年人在社区中的健康生活。① 一些亚洲国家和地区也相继建立并发展了社区照护。以日本和中国香港地区为例,这些地区的社区照护服务逐渐成为支持老年人生活的重要组成部分。在这些地区,政府通过提供日间照护中心、居家照护等多种社区服务,使老年人在社区中继续参与社会生活,保持积极的社会角色。②

中国近年来也开始逐步建立和完善社区照护体系。早在2000年,中国政府便提出加强社区在照护服务提供中占比的战略目标,明确了社区作为基本服务单元的重要地位,并提出通过政府与社会组织的合作,在社区内向有需要的老年人群体提供多元化的照护服务。③ 当前,中国的居家和社区照护服务主要涵盖四大类内容:一是日常生活辅助服务,包括进食、洗浴、行走、家

---

① WANG Y X, WU B, YANG W. Can Formal Home and Community-Based Care Substitute Informal Care? Evidence from Chinese Longitudinal Healthy Longevity Survey [J]. BMC Geriatrics, 2024, 24 (1): 730.

② TOMITA N, YOSHIMURA K, IKEGAMI N. Impact of Home and Community-Based Services on Hospitalisation and Institutionalisation among Individuals Eligible for Long-Term Care Insurance in Japan [J]. BMC Health Services Research, 2010, 10 (1): 345.

③ 黄石松,孙书彦. 我国社区居家养老的发展历程、现实困境与路径优化 [J]. 中国国情国力, 2021 (10): 9-13.

务协助等，旨在帮助老年人维持基本生活自理能力；二是社区健康照护服务，由医疗人员提供家访、健康咨询等，使老年人在家中即可获得基础健康支持；三是心理健康支持，强调通过情感慰藉、心理咨询等方式帮助老年人应对孤独、抑郁等心理问题；四是法律咨询服务，为老年人提供权益保护相关的法律援助。

此外，中国的社区照护服务具有显著的多样化和本土化特点，服务内容不仅局限于协助日常生活，还满足更为广泛的社会和文化需求。例如，各地社区经常组织形式多样的娱乐活动，帮助老年人丰富社交生活；同时，定期的探访服务和邻里纠纷调解机制，也在一定程度上解决了老年人因家庭结构变化而导致的陪伴缺失和社会关系淡化问题；此外，社区还提供人权咨询服务，保障老年人在社会中享有基本的尊严和权利。这些措施旨在全方位回应老年人群体的身心需求，提升其生活质量和幸福感。

二、社区照护服务与家庭照护之间的关系

在中国，理解不同类型的社区照护服务与家庭照护之间的关系，对于制定合理有效的老年人照护政策具有重要意义。随着城市化进程的推进、家庭结构的变化，以及家庭成员劳动参与率的提升，中国家庭照护的供给正在显现逐渐减少的趋势，这种趋势正在深刻地影响和重塑老年人照护的整体格局。尽管近年来中国的社区照护服务在政策支持下取得了快速发展，服务内容和覆盖范围也不断扩大，但有关社区照护服务对家庭照护的具体影响仍然缺乏深入研究。相比之下，西方国家的实证研究多集中在日常生活辅助或社区健康照护方面，而对中国近年来兴起的多样化照护服务类型则关注较少。

实际上，中国的社区照护服务在类型、覆盖范围、服务对象和服务频率上呈现出显著差异，不同类型的社区服务对家庭照护的影响也可能各不相同。例如，某些服务类型可能会替代家庭成员的部分照护职责，从而减轻家庭照护者的负担，而另一些服务则可能作为家庭照护的补充，也可能导致对家庭照护的需求增加。因此，对这些不同照护服务类型的影响机制展开研究，将有助于深入理解社区照护如何与家庭照护形成互补或替代关系。此外，目前关于社区照护服务在不同区域、经济条件及社会背景下的实施效果差异的研

究也较为欠缺。例如，生活在经济较为发达的城市地区的老年人更有可能享受到优质的社区照护服务，在这些地区，社区照护对家庭照护的影响可能尤为显著。这也提示我们，在政策制定中应关注社区照护服务的区域差异，制定有针对性的政策，以适应不同社会经济背景下的老年人照护需求。

基于上述讨论，本章旨在系统探讨中国社区照护与家庭照护之间的关系，重点分析不同类型的社区照护服务如何影响家庭照护的提供，并考察这种影响在城乡居民间的差异性。本章研究将使用 2005 年、2008 年、2011 年、2014 年和 2018 年 5 期 CLHLS 数据，以期为理解中国老年人照护格局提供实证支持，并为政策制定提供科学依据。本章的具体结构安排如下：综述相关文献，讨论已有研究成果及其不足；详细阐述研究方法，包括样本选择、变量定义及统计分析方法；展示社区照护服务对家庭照护的影响及其在不同人群中的异质性；对研究发现进行深度分析，探讨政策启示和应用价值。

第二节　文献综述

一、不同类型的社区照护服务对家庭照护的影响

关于社区照护与家庭照护之间的关系，现有的实证研究结果尚不一致，这种分歧反映了不同情境下社区照护在功能替代和补充作用上的差异。研究普遍认为，由于家庭照护者大多缺乏专业技能，他们的照护工作多集中于协助老年人完成日常生活的基本活动，如进食、洗浴、穿衣和行走等低技能需求的任务。相比之下，社区照护中的日常生活辅助服务能够在一定程度上有效替代这些低技能照护任务，尤其在洗浴、陪同出行等方面，显著减轻了家庭照护者的实际负担。[1] 更进一步来看，社区照护中提供的购物协助、药物配送等服务项目，不仅在照护内容上补充了家庭照护的不足，也在时间和经济

---

[1] PERDRIX E, ROQUEBERT Q. Does the Amount of Formal Care Affect Informal Care? Evidence among Over-60s in France [J]. The European Journal of Health Economics：HEPAC：Health Economics in Prevention and Care, 2022, 23 (3)：453-465.

上缓解了家庭照护者的压力。对许多全职工作的家庭成员而言，这些服务的提供使他们能够在照护老年人的同时兼顾个人工作和其他家庭事务，从而提高了家庭照护的灵活性和可持续性。特别是在照护资源有限或家庭成员难以全职照护的情况下，社区照护服务的辅助性特点显得尤为重要，成为家庭照护不可或缺的支持手段。此外，社区照护在部分情况下还能提供更高质量的照护。例如，在社区内提供的洗浴服务通常由接受过护理培训的人员操作，保证了更高的安全性与专业性，减少了家属在自行操作时可能带来的意外风险。药物配送服务不仅仅是递送药品，社区护理人员还可能帮助老年人正确管理药物服用时间，在减少家庭成员负担的同时提升治疗效果。

研究进一步指出，社区提供的健康照护服务通过提供有针对性的专业支持，能够有效地替代家庭照护者的部分职责。① 尤其是在老年人日益复杂的健康需求面前，社区健康照护的介入显得尤为必要。定期家访服务不仅帮助医疗专业人员及时掌握老年人的健康状况，还为老年人提供了心理支持，有助于减轻其孤独感和焦虑情绪，这在一定程度上降低了老年人对家庭照护的情感依赖。此外，家访所提供的健康监测和早期干预有助于预防突发疾病或健康危机的发生，从而减少老年人紧急情况下对家庭照护者的过度依赖，进一步缓解家庭照护的压力。健康教育服务的作用则在于赋能老年人自身，使其能够积极参与到个人健康管理中来。通过健康知识的普及和技能培训，老年人能够学习如何应对慢性病管理、日常饮食调节、基础运动康复等日常健康任务，这不仅提升了其自我照护的能力，也有助于减轻家庭照护者在这些方面的负担。老年人一旦掌握了这些自我管理技能，不仅能够减少对家庭照护的依赖，还可以通过改善生活质量和提升自理能力，减缓健康状况的恶化，从而延长其独立生活的时间。此外，社区提供的康复护理等高技能服务则更多地起到对家庭照护的补充作用。由于康复护理等服务通常需要专业知识和技术，家庭成员难以胜任，因此社区照护服务在此类复杂护理中起到了关键

① BOLIN K, LINDGREN B, LUNDBORG P. Informal and Formal Care among Single-Living Elderly in Europe [J]. Health Economics, 2008, 17 (3)：393-409；URWIN S, LAU Y-S, MASON T. Investigating the Relationship between Formal and Informal Care：An Application Using Panel Data for People Living Together [J]. Health Economics, 2019, 28 (8)：984-997.

性的支持作用。① 例如，在协助老年人进行专业康复训练时，家庭照护者往往承担辅助角色，如帮助预约、陪同前往社区健康中心、支持其完成康复训练或其他医疗服务。

尽管社区心理健康支持、情感慰藉和法律援助服务在老年人照护中的重要性日益显现，但这些服务在许多地区尚未完全普及，其发展阶段相对初步。已有研究表明，社区提供的心理健康支持和情感慰藉不仅满足了老年人情感交流的需求，还为其心理健康提供了重要保障。② 例如，社区定期问候的举措，让老年人能够分享生活中的烦恼与忧虑，在感受到被倾听的同时，获得了情感上的关怀和支持。这种人际互动和情感连接在一定程度上有助于缓解老年人因生活变故或独居所带来的孤独感，增强其心理上的安全感和满足感。此外，社区组织的娱乐活动，如集体健身、文娱表演、手工制作等，能够有效提升老年人的社交参与度，扩展他们的社交网络。参与这些活动不仅有助于丰富老年人的日常生活，还通过创造集体互动的机会，帮助他们建立和维持积极的社交关系，增强归属感和幸福感。这些积极的社交关系和情感联结在降低老年人抑郁、焦虑等心理问题上发挥了重要作用，进而提升了其整体生活满意度。娱乐活动的参与还使老年人能够在活动中体验到成就感和自我价值，有助于缓解他们在晚年生活中可能遇到的自我认同危机，提高心理健康水平。

在法律咨询服务方面，尽管部分研究认为此类服务对老年人健康的直接影响有限③，但也有不少研究强调，通过提供法律支持来保障老年人权利，能

---

① CARRINO L, ORSO C E, PASINI G. Demand of Long – Term Care and Benefit Eligibility across European Countries [J]. Health Economics, 2018, 27 (8): 1175–1188; BALIA S, BRAU R. A Country for Old Men? Long - Term Home Care Utilization in Europe [J]. Health Economics, 2004, 23 (10): 1185–1212.

② YUE Z, XIANG N, LI H, et al. The Evolution Trend of Availability of China's Community-Based Care Services and Its Impact on the Cognitive Function of Elderly People: 2008—2018 [J]. International Journal for Equity in Health, 2021, 20 (1): 203.

③ MA W J, SHEN Z. Impact of Community Care Services on the Health of Older Adults: Evidence from China [J]. Frontiers in Public Health, 2023 (11); SEN Q, LEI Z. The Impact of Community Care Services on Older People's Psychological Health: An Empirical Study in Liaoning Province, China [J]. Frontiers in Public Health, 2023 (11).

够对其健康状况产生间接而积极的影响。① 具体而言，法律援助为老年人提供了重要的法律知识和维权渠道，帮助他们在生活中面临各种权益问题（如财产继承、养老金获取、医疗费用纠纷等）时更好地维护自身权利。对许多老年人而言，这些法律援助不仅减少了其面对复杂法律事务的心理负担，还有效避免了因权益受损而引发的经济压力和精神压力，从而有助于保持其心理健康与生活质量的稳定。法律咨询服务还可以有效提高老年人获取基本公共服务的机会，特别是医疗和社会福利服务。法律咨询服务可以帮助老年人获得更为公平的资源分配，确保他们能够充分享受政府提供的老年保障项目和社会福利。例如，法律援助机构帮助老年人申诉或申领其应有的医疗福利待遇，不仅能够缓解其经济困境，还能提升其对社会的信任感与归属感。与此同时，通过有效的法律支持，老年人能够更好地保持其生活的独立性，不必完全依赖家庭成员，这在一定程度上缓解了家庭照护负担，并实现了家庭照护与社区照护资源的更合理分配。然而，目前关于社区照护（特别是心理健康支持和法律咨询服务）在家庭照护中的替代或补充作用的实证研究仍然相对缺乏。

二、区域差异

区域差异对社区照护与家庭照护之间关系的影响具有重要意义，尤其是在中国这样一个城乡差异明显的国家。由于地方政府的财政状况和资源分配差异，照护服务的供给能力和质量在不同地区存在巨大差异。经济发达地区通常能够通过政府资金支持或社会资本的介入，建设完善的照护基础设施和服务体系，包括日间照料中心、专业的护理人员、健康监测设施等，极大地提高了社区照护服务的可及性和质量。这些地区的老年人能够享受到较为系统和专业的照护服务，减轻了家庭照护者的压力，并有效促进了老年人健康的管理和维护。然而，在经济欠发达地区，尤其是农村地区，政府财政收入相对较低，社区照护服务的供给常常受到资金、人员和设施等方面的限制。

---

① BAER B, BHUSHAN A, TALEB H A, et al. The Right to Health of Older People [J]. The Gerontologist, 2016, 56 (S1)：206-217.

尽管地方政府有意提供日常生活辅助、健康评估等基础性服务，但由于缺乏足够的财政支持，这些社区服务往往只能处于初步阶段，无法满足老年人日益增长的照护需求。社区服务的不平衡性使得农村地区的老年人在面对健康问题时，往往需要依赖家庭照护者或进行自我照顾，导致家庭照护负担过重。除了资金问题，社区照护人员的培训和技能差异也是区域差异的一个重要体现。在经济欠发达地区，社区照护人员的专业培训机会较少，很多照护人员仅依赖经验或非专业的照护知识，无法提供全面、科学的健康照护服务。而在经济发达地区，社区照护人员往往能够接受系统的培训和持续的职业发展，掌握更为先进的照护技能，能够更好地满足老年人的个性化需求。对农村地区的老年人来说，他们在享受社区照护服务时，常常面临照护人员专业水平较低、服务质量较差的困境，这使得他们更加依赖家庭照护者提供基本的日常照护。此外，区域差异还可能影响到社会文化因素在照护实践中的作用。在一些农村地区，传统的家庭照护观念根深蒂固，老年人及其家庭成员往往更倾向于依靠家庭成员提供照护，社区照护的接受度较低。而在城市地区，由于生活方式的变化和社会结构的多样化，社区照护的接受度较高，老年人对社区服务的需求也更为迫切。因此，区域文化差异同样会影响不同照护服务之间的关系。值得注意的是，虽然这些区域差异在社区照护与家庭照护之间的关系中扮演着重要角色，但目前相关的系统性实证研究仍然较为匮乏。

第三节　实证分析

本章基于 2005 年、2008 年、2011 年、2014 年和 2018 年的 CLHLS 数据，分析社区照护与家庭照护之间的关系在中国失能老年人群体中的体现。关于该数据的基本情况，本书在第二章第三节已经进行了详细介绍。接下来，本章首先将阐述实证分析的样本构成和变量设置，具体说明所选样本的特征、数据来源以及各项变量的定义和构成；其次，将详细介绍所采用的实证分析方法，确保分析过程的科学性和严谨性，包括数据处理、模型设定等；最后，通过实证分析，揭示社区照护与家庭照护服务在中国失能老年人群体中的互动关系，旨在为进一步探讨中国失能老年人群体的长期照护服务需求与供给提供更加深入的见解。

一、数据和变量

（一）样本构成

在 CLHLS 中，关于家庭照护的调查问题是三级设计。调查会询问受访者在进行各项日常生活活动（如进食、穿衣、室内活动、洗澡、如厕和排泄控制）时是否需要他人帮助。如果受访者回答"需要"，则进一步询问其主要照护者是谁，选项包括配偶、子女、孙子孙女、其他亲戚、朋友、邻居、社会服务人员或家政服务人员。根据以往的研究，配偶、子女、孙子孙女、其他亲戚、朋友和邻居通常被认定为家庭照护者。如果受访者选择了其中的某一选项，还会进一步询问其在过去一周内获得帮助的总小时数以及与家庭照护相关的直接费用。因此，本章的研究分析对象限定为 65 岁及以上、至少存在一项 ADL 功能受限、主要依赖家庭照护且参与过 2005 年、2008 年、2011 年、2014 年和 2018 年调查的个体。最终，研究所用的非平衡面板数据样本包含12514 名参与者。

（二）变量设置

本章构建了两个因变量：（1）家庭照护的小时数；（2）家庭照护相关的直接费用。CLHLS 通过以下问题收集了这些信息："上周您的子女、孙子孙女及其配偶在日常生活活动中帮助您多少小时？"以及"上周您为主要照护所支付的直接费用总额是多少，包括与交通、医疗用品和额外家庭需求相关的费用？"根据常规的做法，对家庭照护小时数和费用的分布进行了修正，去除底部和顶部各 0.5% 的极端值。为了考虑直接费用的非线性关系，在所有模型中对总的直接费用进行了对数转换。家庭照护小时数和相关费用的测量方法在以往的研究中已被广泛应用。[1] 然而，必须注意的是，许多调查在清晰区分不同类型的家庭照护时存在一定的局限性。尽管某些家庭照护主要集中于日常

---

① WANG Y X, YANG W, AVENDANO M. Income-Related Inequalities in Informal Care: Evidence from the Longitudinal Healthy Longevity Survey in China [J]. Journals of Gerontology, Series B, Psychological Sciences and Social Sciences, 2021, 76 (8): 1691-1696.

生活的辅助支持，但它还包括其他形式的援助，如药物递送、情感安慰、定期交谈以及邻里纠纷的调解等。由于某些类型的家庭照护可能是同时进行的，因此明确区分这些照护类型变得极具挑战性。多数研究将所有类型的家庭照护视为一个整体进行分析，这也使得探讨不同类型的社区照护与各类家庭照护之间的关系变得复杂和困难。

本章构建了 4 个二元自变量，用于指示不同类型的社区照护服务，分别为日常生活辅助、社区健康照护、心理健康支持和法律咨询服务。这些自变量来源于以下问题："您所在的社区中提供了哪些长期照护服务？"该问题包含 8 个具体项目，分别为个人日常照护服务、上门看病和送药、情感安慰和定期聊天、日常购物、社交和娱乐活动、法律援助和权益保护、健康教育以及邻里纠纷处理。笔者借鉴了以往研究的方法，将这些项目进行了分类，具体分为四类。① 首先，日常生活辅助包括个人日常照护服务和日常购物；其次，社区健康照护包括上门看病、送药和健康教育；再次，心理健康支持包括情感安慰、定期探访以及社交娱乐活动；最后，法律咨询服务包括法律援助、权益保护和邻里纠纷处理。如果受访者的社区中提供一项或多项服务，则该二元自变量的取值为 1，否则为 0。例如，在日常生活辅助的二元变量中，1 表示社区中提供个人日常照护服务或日常购物服务。

控制变量方面，本章的关键变量是受访者的当前居住地，将其分为两个组别：农村地区（作为参考组）和城市地区。此外，本章控制了一组与需求相关的变量，包括年龄、性别、自评健康状况、ADL 受限项数、认知功能、是否患有高血压、是否患有心脏病、是否患有心血管疾病以及是否患有糖尿病。年龄是一个连续变量，以年龄年数表示。性别是一个二元变量，女性为参考组。自评健康状况是一个分类变量，分为"差"（参考组）、"中等"和"好"三个等级。ADL 受限项数是根据受访者在 6 项日常生活活动中无法完成或有困难的项目数来衡量的。认知功能则通过中文版简易精神状态检查量表

---

① YUE Z, XIANG N, LI H, et al. The Evolution Trend of Availability of China's Community-Based Care Services and Its Impact on the Cognitive Function of Elderly People: 2008—2018 [J]. International Journal for Equity in Health, 2021, 20 (1): 203; MA W J, SHEN Z. Impact of Community Care Services on the Health of Older Adults: Evidence from China [J]. Frontiers in Public Health, 2023 (11).

进行测量。该量表根据国际标准进行翻译，并结合了中国老年人的文化和社会经济背景，确保所有项目便于理解和回答。量表原始版本包含 24 个项目，涵盖 6 个维度：5 个定向项目、3 个登记项目、1 个命名项目、5 个注意和计算项目、3 个回忆项目和 7 个语言项目。中文版量表的总分范围为 0~30 分，得分越高表示认知功能越好。为便于分析，本章构建了一个标准化的单一得分，且已有文献验证了中文版量表的有效性和可靠性。[①] 本章控制了中国常见的几种慢性疾病，包括高血压、心脏病、心血管疾病和糖尿病。每个变量都是二元的，以"未患此病"为参考组。控制变量还包括了与社会经济相关的变量：收入、受教育程度、婚姻状况、居住安排、存活成年子女数量、收到的子女汇款、是否拥有社会医疗保险和是否拥有养老保险。收入指老年人家庭的人均年收入。调查通过"您家庭去年总收入是多少？"收集收入信息。在调整家庭收入时，考虑了家庭规模和人口构成，采用等效规模进行调整，公式为

$$AE = (A+P \times K)^F$$

其中，A 为家庭中成人数量，K 为儿童数量，P 为儿童折算成成人的比例，F 为规模经济系数。在本章中，P 设定为 0.3，F 设定为 0.75。[②] 此变量为连续变量。由于收入不平等对极端收入值（高值和低值）敏感，因此依据惯例，剔除调整后家庭人均收入分布的前 0.5% 和后 0.5%。2005 年、2008年、2011 年和 2014 年的收入值通过消费价格指数调整至 2018 年的水平。所有模型中，本章采用家庭人均收入的对数形式，以考虑其非线性关系。受教育程度有两个类别：未受教育（参考组）和小学及以上。婚姻状况有两个类别：已婚（参考组）和其他。居住安排是一个分类变量，包括三个类别："独居"（参考组）、"与配偶同住"和"与其他家庭成员同住"。存活子女数表示个体拥有的存活子女数量。收到的子女汇款是一个连续变量，通过问题"去

---

① DENG Q W, LIU W B. Inequalities in Cognitive Impairment among Older Adults in China and the Associated Social Determinants: A Decomposition Approach [J]. International Journal for Equity in Health, 2021, 20 (1): 82.

② YANG W. China's New Cooperative Medical Scheme and Equity in Access to Health Care: Evidence from a Longitudinal Household Survey [J]. International Journal for Equity in Health, 2013, 12 (1): 20.

年您从子女及其配偶那里收到多少钱（包括现金和物资价值）"来衡量。2005 年、2008 年、2011 年和 2014 年的汇款金额根据消费价格指数调整为 2018 年的值。本章对该变量进行了对数转换，以考虑其非线性关系。是否拥有社会医疗保险是一个二元变量，以"没有"为参考组。是否拥有养老保险也是一个二元变量，以"没有"为参考组。样本的描述性统计信息详见表 5-1。

表 5-1 样本描述性统计

变量	平均值（标准差）/比例%
家庭照护小时数	64.04（62.49）
家庭照护相关的直接费用	186.06（480.83）
社区是否提供日常生活辅助服务	
否	90.86
是	9.14
社区是否提供健康照护服务	
否	65.76
是	34.24
社区是否提供心理健康支持服务	
否	81.91
是	18.09
社区是否提供法律咨询服务	
否	77.19
是	22.81
居住地	
农村	50.40
城市	49.60
年龄	94.58（8.86）
性别	
女性	68.02
男性	31.98

续表

变量	平均值（标准差）/比例%
自评健康状况	
差	44.77
中等	27.61
好	27.62
ADL 受限项数	2.85（1.87）
认知功能	13.73（10.61）
是否患有高血压	
否	74.29
是	25.71
是否患有心脏病	
否	85.73
是	14.27
是否患有心血管疾病	
否	85.96
是	14.04
是否患有糖尿病	
否	95.49
是	4.51
收入	16108.05（21177.78）
受教育程度	
未受教育	86.99
小学及以上	13.01
婚姻状况	
已婚	16.15
其他	83.85
居住安排	
独居	7.75

续表

变量	平均值（标准差）/比例%
与配偶同住	15.89
与其他家庭成员同住	76.36
是否拥有社会医疗保险	
否	35.29
是	64.71
是否拥有养老保险	
否	70.20
是	29.80
存活子女数	3.55（1.94）
收到的子女汇款	2556.91（4940.84）
样本总量	12514

数据来源：CLHLS 数据。

二、实证方法

本研究采用固定效应模型，旨在探讨社区照护服务对家庭照护的影响。固定效应模型的核心思想是将个体作为其自身的对照，通过比较个体在暴露于不同社区照护服务水平下的家庭照护结果，从而评估社区照护服务对家庭照护的影响。假设个体在不同时间点暴露水平的变化与其他变量的变化无关，则通过不同期间家庭照护结果的差异，我们可以估计社区照护服务与家庭照护之间的关系。进一步地，通过对所有样本个体的这些差异进行平均，可以得到"平均处理效应"（average treatment effect，ATE）的估计值。该估计值能够控制所有不随时间变化的个体特征变量，如性别、受教育程度等。模型的具体形式如下：

$$IFC_{it} = \alpha_0 + \alpha_1 HACC_{i,t} + \beta_k X_{i,t} + \delta_i + \varepsilon_{it}$$

在此模型中，IFC_{it} 表示个体 i 在时间点 t 时的上周所获家庭照护的小时数和家庭照护相关的直接费用。$HACC_{i,t}$ 表示个体 i 在时间点 t 其所在社区中是否提供日常生活辅助、健康照护、心理健康支持或法律咨询服务。α_1表示社区照护与家庭之间的关系，若α_1为正数，则表示社区提供日常生活辅助、健康照护、心理健康支持或法律咨询服务会增加个体上周所获家庭照护的小时数或家庭照护相关的直接费用；若α_1为负数，则表明社区提供日常生活辅助、健康照护、心理健康支持或法律咨询服务会减少个体上周所获家庭照护的小时数或家庭照护相关的直接费用。$X_{i,t}$表示个体i在时间点t上所有的控制变量。δ_i表示个体层面未观察到的异质性，反映了因个体差异而未被模型捕捉到的影响因素。ε_{it}是误差项。

尽管线性回归模型在评估变量之间的平均关系方面具有优势，但其在解释结果变量全分布上的异质性方面存在局限。具体而言，线性回归仅揭示了自变量对因变量的平均影响，未能反映不同分布位置上自变量对因变量影响的差异。这种限制可能导致分析结果掩盖了不同群体之间的潜在不平等，忽视了高频和低频家庭照护需求者间的差异。为克服这一局限性，本章在固定效应模型的基础上采用分位数回归方法，以探讨社区照护服务对家庭照护在不同分位点上的影响。分位数回归能够估计结果变量在不同条件分位数上的影响，从而捕捉社区照护服务对家庭照护在不同层次上的差异化影响。这样一来，分位数回归能够有效地捕捉社区照护服务对家庭照护影响的全貌，使研究更为全面。

$$Q_\theta\left(IFC_{it}\right) = \alpha_0\left(\theta\right) + \alpha_1(\theta)\, HACC_{i,t} + \beta_k\left(\theta\right)\, X_{i,t} + \delta_i + \varepsilon_{it}$$

在此模型中，IFC_{it}、$HACC_{i,t}$、$X_{i,t}$、δ_i、ε_{it}的含义与上述公式的含义相同。其中$\alpha_1\left(\theta\right)$表示在$\theta$分位数条件下，社区照护对家庭照护的影响。在本章中，为深入分析社区照护服务在不同水平下的影响差异，笔者选择分析第10、30、50（即中位数）、70和90分位点的回归结果。这一分位点选择有助于捕捉社区照护服务对家庭照护影响的全貌。此外，进一步按城乡区域对样本进行分组分析，以探讨城乡差异对社区照护与家庭照护关系的潜在调节作用，从而揭示社区照护在不同分位点上对城乡家庭照护的异质性影响。

三、实证分析结果

表5-2展示了通过固定效应模型分析社区照护服务与家庭照护小时数及

其相关直接费用之间的关联性。结果显示，社区提供日常生活辅助服务与减少家庭照护小时数之间存在显著负相关，而其他三种社区照护服务（包括健康照护、心理健康支持和法律咨询服务）与家庭照护小时数之间并无显著关联。具体而言，当二元自变量（即社区是否提供日常生活辅助服务）从 0 变为 1 时，在控制了所有控制变量及时间不变的个体特征后，每周家庭照护小时数平均减少 13.970 小时。这表明，居住在提供日常生活辅助服务的社区的老年人，其过去一周接受的家庭照护小时数较之前平均减少了 13.970 小时。相较之下，社区提供健康照护、心理健康支持和法律咨询服务对家庭照护小时数未表现出显著影响。

在家庭照护相关的直接费用方面，结果表明，社区提供健康照护服务显著减少了家庭照护的直接费用总额，而社区提供的其他服务（包括日常生活辅助、心理健康支持和法律咨询服务）与该费用之间无显著关联。具体而言，当二元自变量（即社区是否提供健康照护服务）从 0 变为 1 时，在控制了控制变量及所有时间不变的个体特征后，家庭照护的直接费用总额平均减少 0.325 个单位。这表明，居住在提供健康照护服务的社区的老年人，其家庭照护相关的直接费用总额相比之下减少了 0.325 个单位。

表 5-2 社区照护与家庭照护之间的关系（固定效应模型）

变量	家庭照护小时数	家庭照护相关的直接费用
社区是否提供日常生活辅助服务（参照组：否）		
是	−13.970（6.719）**	−0.162（0.290）
社区是否提供健康照护服务（参照组：否）		
是	4.492（4.458）	−0.325（0.169）**
社区是否提供心理健康支持服务（参照组：否）		
是	−4.871（5.213）	−0.217（0.227）
社区是否提供法律咨询服务（参照组：否）		
是	3.474（4.655）	0.065（0.201）
年龄	5.107（3.487）	0.292（0.143）**

续表

变量	家庭照护小时数	家庭照护相关的直接费用
婚姻状况（参照组：已婚）		
其他	2.758（9.159）	−0.385（0.414）
收入	0.104（1.239）	−0.007（0.057）
收到的子女汇款	−1.317（0.548）**	0.024（0.025）
居住地（参照组：农村）		
城市	−1.506（4.387）	0.001（0.190）
居住安排（参照组：独居）		
与配偶同住	15.245（17.302）	0.759（0.751）
与其他家庭成员同住	−9.117（8.445）	0.465（0.381）
存活子女数	−1.489（1.995）	−0.058（0.084）
是否拥有社会医疗保险（参照组：否）		
是	0.113（4.291）	−0.174（0.183）
是否拥有养老保险（参照组：否）		
是	2.972（5.005）	0.037（0.221）
自评健康状况（参照组：差）		
中等	−0.701（4.332）	−0.334（0.190）
好	−3.457（4.548）	−0.334（0.190）*
ADL 受限项数	8.857（1.140）***	0.315（0.048）***
认知功能	−0.536（0.225）**	0.010（0.010）
是否患有高血压（参照组：否）		
是	4.546（4.950）	0.384（0.217）*
是否患有心脏病（参照组：否）		
是	−5.979（5.947）	−0.382（0.261）
是否患有心血管疾病（参照组：否）		
是	3.109（6.120）	0.114（0.268）
是否患有糖尿病（参照组：否）		
是	−6.161（12.971）	0.315（0.533）

续表

变量	家庭照护小时数	家庭照护相关的直接费用
年份（参照组：2005 年）		
2008 年	-6.553（12.205）	0.199（0.502）
2011 年	-23.326（22.355）	0.264（0.920）
2014 年	-32.960（31.625）	-0.615（1.296）
2018 年	-23.853（45.888）	-1.479（1.881）

注：*** $p<0.01$，** $p<0.05$，* $p<0.1$。性别和受教育程度属于不随时间变化的变量，因此在固定效应模型的结果中被省略。单元格表示系数（标准误）。

表 5-3 展示了分位数回归分析的结果，旨在进一步探讨表 5-2 中的结果在不同家庭照护小时数和费用分位数上的差异性。具体而言，在获得较多家庭照护小时数的个体中，当二元自变量（即社区是否提供日常生活辅助服务）由 0 变为 1 时，过去一周内家庭照护小时数的平均变化幅度在 13.563 至 16.754 小时之间，呈显著减少。对承担较高家庭照护费用的个体而言，当二元自变量（即社区是否提供健康照护服务）由 0 变为 1 时，家庭照护直接费用总额的平均变化则减少了 0.376 至 0.407 个单位。上述结果表明，社区照护服务对那些接受更多家庭照护或承担较高家庭照护成本的个体影响更为显著，反映了在不同照护需求水平下社区照护服务的作用。

表 5-3 社区照护与家庭照护之间的关系（固定效应模型的分位数回归）

家庭照护小时数					
变量	0.1	0.3	0.5	0.7	0.9
社区是否提供日常生活辅助服务（参照组：否）					
是	-11.370 （11.250）	-11.570 （10.760）	-13.563 （6.325）**	-16.478 （5.744）***	-16.754 （6.225）***
社区是否提供健康照护服务（参照组：否）					
是	4.056 （7.927）	4.101 （7.582）	4.555 （4.452）	5.218 （4.047）	5.281 （4.386）

家庭照护小时数				
社区是否提供心理健康支持服务（参照组：否）				
是	−4.037 (8.723)	−4.125 (8.344)	−5.003 (4.901)	−6.287 (4.454)	−6.409 (4.827)
社区是否提供法律咨询服务（参照组：否）				
是	1.718 (8.716)	1.842 (8.337)	3.085 (4.898)	4.901 (4.450)	5.073 (4.823)
家庭照护相关的直接费用				
变量	0.1	0.3	0.5	0.7	0.9
社区是否提供日常生活辅助服务（参照组：否）				
是	−0.120 (0.489)	−0.123 (0.469)	−0.162 (0.233)	−0.200 (0.240)	−0.203 (0.252)
社区是否提供健康照护服务（参照组：否）				
是	−0.335 (0.303)	−0.337 (0.291)	−0.376 (0.137)***	−0.405 (0.157)***	−0.407 (0.165)**
社区是否提供心理健康支持服务（参照组：否）				
是	−0.258 (0.395)	−0.255 (0.379)	−0.217 (0.188)	−0.180 (0.193)	−0.177 (0.204)
社区是否提供法律咨询服务（参照组：否）				
是	0.051 (0.312)	0.052 (0.300)	0.065 (0.148)	0.078 (0.153)	0.079 (0.161)

注：*** $p<0.01$，** $p<0.05$，* $p<0.1$。上述结果是在控制了控制变量及所有时间不变的个体特征后的结果。单元格表示系数（标准误）。

表5-4展示了按城乡分组的分析结果。结果表明，社区提供日常生活辅助服务对家庭照护小时数的负向影响，以及社区提供健康照护服务对家庭照护直接费用总额的负向影响在城市居民中显著，而在农村居民中未表现出显著关联。具体而言，在城市居民中，当二元自变量（即社区是否提供日常生活辅助服务）从0变为1时，过去一周的家庭照护小时数平均减少了20.273小时。这一结果表明，在城市社区中，在提供日常生活辅助服务的情况下，

城市居民获得的家庭照护小时数平均减少了 20.273 小时。同样地，在城市居民中，当社区提供健康照护服务时，家庭照护相关的直接费用总额平均减少了 0.773 个单位。这意味着，居住在提供健康照护服务的城市社区的居民，其家庭照护相关的直接费用总额平均减少了 0.773 个单位。值得注意的是，这些负向影响在较高分位数上更为显著，表明社区照护服务的效果在照护小时数或照护费用较高的群体中表现得更加突出。

表 5-4 社区照护与家庭照护之间的关系（城乡对比）

家庭照护小时数					
变量	0.1	0.3	0.5	0.7	0.9	所有农村/城市样本
农村						
社区是否提供日常生活辅助服务（参照组：否）						
是	−17.498 (14.547)	−17.512 (14.170)	−17.755 (10.258)	−18.123 (9.224)	−18.145 (10.626)	−17.816 (11.503)
社区是否提供健康照护服务（参照组：否）						
是	4.042 (10.806)	4.064 (10.526)	4.442 (6.135)	5.016 (5.366)	5.050 (5.665)	4.538 (7.256)
社区是否提供心理健康支持服务（参照组：否）						
是	−6.446 (13.967)	−6.404 (13.605)	−5.688 (7.930)	−4.601 (6.935)	−4.537 (7.322)	−5.506 (9.647)
社区是否提供法律咨询服务（参照组：否）						
是	7.339 (12.035)	7.351 (11.722)	7.567 (6.832)	7.893 (5.976)	7.912 (6.309)	7.621 (7.510)
城市						
社区是否提供日常生活辅助服务（参照组：否）						
是	−17.095 (17.859)	−17.371 (16.969)	−19.733 (10.054) **	−23.217 (9.161) **	−23.607 (10.062) **	−20.273 (10.213) **
社区是否提供健康照护服务（参照组：否）						
是	2.800 (12.591)	2.870 (11.963)	3.468 (7.081)	4.349 (6.458)	4.448 (7.093)	3.604 (6.745)

家庭照护小时数					
社区是否提供心理健康支持服务（参照组：否）					
是	−3.103 (11.928)	−3.142 (11.333)	−3.479 (6.708)	−3.977 (6.118)	−4.032 (6.720)	−3.557 (7.073)
社区是否提供法律咨询服务（参照组：否）					
是	−6.179 (13.992)	−6.012 (13.294)	−4.578 (7.874)	−2.464 (7.177)	−2.227 (7.883)	−4.251 (7.213)
家庭照护相关的直接费用					
变量	0.1	0.3	0.5	0.7	0.9	所有农村/城市样本
农村					
社区是否提供日常生活辅助服务（参照组：否）					
是	−0.083 (0.793)	−0.079 (0.766)	−0.023 (0.362)	0.032 (0.362)	0.035 (0.378)	−0.023 (0.439)
社区是否提供健康照护服务（参照组：否）					
是	0.057 (0.441)	0.056 (0.426)	0.031 (0.201)	0.005 (0.201)	0.004 (0.210)	0.031 (0.291)
社区是否提供心理健康支持服务（参照组：否）					
是	−0.675 (0.986)	−0.675 (0.950)	−0.684 (0.389)	−0.685 (0.411)	−0.685 (0.420)	−0.680 (0.401)
社区是否提供法律咨询服务（参照组：否）					
是	0.049 (0.715)	0.049 (0.689)	0.068 (0.249)	0.081 (0.289)	0.081 (0.304)	0.065 (0.302)
城市					
社区是否提供日常生活辅助服务（参照组：否）					
是	0.539 (1.106)	0.527 (1.086)	0.393 (0.984)	0.274 (1.124)	0.261 (1.151)	0.401 (0.449)
社区是否提供健康照护服务（参照组：否）					
是	−0.772 (1.221)	−0.772 (1.162)	−0.773 (0.461) *	−0.773 (0.372) **	−0.773 (0.441) *	−0.773 (0.262) ***

家庭照护小时数					
社区是否提供心理健康支持服务（参照组：否）					
是	−0.143	−0.143	−0.152	−0.161	−0.162	−0.152
	(0.602)	(0.574)	(0.334)	(0.349)	(0.366)	(0.318)
社区是否提供法律咨询服务（参照组：否）					
是	0.016	0.016	0.014	0.012	0.012	0.014
	(0.581)	(0.554)	(0.323)	(0.336)	(0.354)	(0.340)

注：*** $p<0.01$，** $p<0.05$，* $p<0.1$。上述结果是在控制了控制变量及所有时间不变的个体特征后的结果。单元格表示系数（标准误）。

第四节　总结与讨论

一、研究发现

本章探讨了不同类型的社区照护对中国功能性受限老年人所获家庭照护的影响。通过运用固定效应模型和分位数回归模型，我们发现，社区提供的日常生活辅助服务显著减少了老年人所需要的家庭照护小时数。这一负向效应在那些需要较多家庭照护时长的个体中尤为显著。类似地，社区提供的健康照护服务有效降低了与家庭照护相关的直接费用总额，并且这一负向效应在承担更多家庭照护直接费用的个体中更加明显。值得注意的是，这些负向效应在城市居民群体中表现得更加突出。然而，心理健康支持服务和法律咨询服务对家庭照护小时数及费用未显示出显著的影响。

该结果与一些相关研究的结论相一致。社区提供的日常生活辅助服务，通常被视为低技术含量的护理，但由于其在有效满足照护需求方面的优势，已成为家庭照护的有效替代。例如，餐食配送服务不仅帮助老年人维持均衡的营养饮食，还能显著节省家庭照护者在餐食准备上花费的时间，减轻其照护负担。同样，杂货配送服务为老年人提供了便利，确保其能够及时获取新鲜食品，同时有效减少了家庭成员外出购物耗费的时间，从而进一步降低了家庭照护者的工作压力。此类服务的普及和应用，不仅提升了老年人的生活质量，也在一定程度上减轻了家庭照护者的时间和经济负担。社区提供的日常生活辅助服务还促进了老年人的生活独立性和社会参与度，增强了其自我效能感和心理健康。老年人能够在不依赖家庭成员的情况下完成日常活动，从而避免了长期依赖可能带来的无助感和与照护者之间的情感疏离感。对家庭照护者而言，减轻了其在日常照护中的工作量后，他们能够更好地分配时间，避免过度劳累导致的身心健康问题。更为重要的是，这些服务的普及有助于减轻社会对老年人照护责任的压力，使得照护任务不再完全依赖于家庭成员，进而推动了社会层面的照护责任分担。

在社区健康照护方面，本章的研究结果与一些西方国家的相关研究存在显著差异。西方国家的研究普遍认为，社区健康照护服务与家庭照护的小时数存在正相关关系。具体而言，相较于未接受该服务的老年人，接受该服务的老年人在家庭照护方面所获得的照护小时数通常较多。然而，本章的分析结果却表明，社区提供的健康照护服务反而减少了与家庭照护相关的直接费用。这一差异可能源于研究视角的不同。西方国家的研究大多侧重于社区照护的实际使用情况，重点关注老年人是否及如何使用社区提供的健康照护服务，而本章的研究则侧重于社区照护的可及性，即社区健康照护服务的可用性和是否存在。因此，本章的研究焦点不仅限于老年人是否使用这些服务，还涵盖了服务的普及程度及其潜在的影响。这一差异可能导致对内生性问题的不同处理。西方国家的研究通常将社区照护的使用与家庭照护之间的关系视为相互依存的，假设两者是互为补充的，而将社区照护的可及性作为外生变量进行分析。相比之下，本章的研究所讨论的社区健康照护的可及性，侧重于其作为一种外部供给的服务，未必与家庭照护的实际使用情况直接相关。因此，在使用回归分析时，西方国家的研究可能未充分解决社区照护使用与家庭照护之间的内生性问题，进而影响了其结果的解释和推论。而本章的研究则着眼于社区照护服务的可及性，从宏观角度探讨其对家庭照护费用的影响，避免了内生性偏差，从而得出与西方研究不同的结论。此外，西方国家的研究通常侧重于分析家庭照护的小时数，而较少关注与家庭照护相关的直接费用，这也可能是导致研究结果产生差异的一个重要原因。与西方研究不同，我们的研究更加关注家庭照护的经济负担，特别是涉及的直接费用。从这一维度进行分析，可能会使我们对照护模式的理解与西方研究有所不同，尤其是在如何衡量照护负担以及照护模式对家庭经济影响的方式上存在差异。

另一个潜在的解释是，西方国家的社区健康照护服务通常由专业医疗人员提供，如医生、护士或其他经过专业培训的医护人员。这些服务通常有较高的技术水平要求，老年人可能需要家庭照护者的帮助才能前往社区健康中心进行治疗，这些服务多由训练有素的专业人员提供，确保服务的质量和效果。然而，在中国，社区健康照护服务的提供者大多是非营利组织或志愿者，这些服务的内容较为基础，通常局限于简单的健康评估，例如，血压监测、药物配送、用药建议和监控等。由于这些服务的提供者并非专业医疗人员，服务的技术要求较低，且多依赖志愿者进行操作。而且中国的社区健康中心设施通常较为简陋，缺乏现代化的康复设备，许多中心的床位仅为普通病床。这与西方国家的社区健康照护体系存在较大差异。许多社区健康照护服务能够直接在老年人家中进行，无须老年人和家庭照护者前往社区健康中心，这不仅节约了家庭照护者在陪同老年人就医时的时间和经济成本，还有效减少了老年人在就医过程中产生的交通费用、住院费用以及药物配送费用等直接健康照护支出。正因如此，社区健康照护服务在中国的模式与在西方国家的模式存在显著差异，这也可能是导致两者研究结果不一致的一个重要原因。

因此，社区健康照护在中国的作用与西方国家有所不同，其所能提供的服务内容和实施方式都受到当地的社会资源、照护体系和服务模式的制约。尽管如此，随着社区健康照护服务的逐步普及和改进，这些服务在一定程度上缓解了家庭照护者的经济负担，尤其是在降低直接健康照护费用方面表现出一定的积极作用。社区健康照护服务不仅为老年人提供了更为便捷的照护选择，也为家庭照护者提供了更多的支持和帮助，减轻了他们的照护压力。通过提高服务可及性和覆盖面，社区健康照护在中国的作用逐渐显现，在一定程度上改善了老年人的生活质量，并为家庭照护者提供了更加可持续的照护支持，推动了老龄化社会中照护体系的多元化。

笔者发现，心理健康支持和法律咨询服务的可用性对家庭照护小时数和费用并未产生显著影响。可能的解释之一是这些服务的实际利用率较低。① 尽管在理论上这些服务是可以选择的，但由于老年人群体普遍缺乏对这些服务的认知，或者受到传统文化价值观的深刻影响，许多老年人并不倾向于主动寻求外部帮助。尤其是在中国的社会环境中，尊重家庭隐私和自力更生的传统观念根深蒂固，老年人更倾向于依赖家庭成员提供照护，而非寻求外部的专业支持。此外，由于对外部帮助的信任度较低，老年人对心理健康支持和法律咨询服务的接受度也较低，认为这些服务并不适用于自己的日常生活。此外，由于文化习惯和家庭责任感的深刻影响，许多老年人更愿意将照护责任留给家庭成员，避免寻求外部干预，尤其是在心理健康和法律事务等较为敏感的领域。综上所述，尽管心理健康支持和法律咨询服务在理论上是可获取的，但由于认知障碍、文化因素以及对外部帮助的不信任等，这些服务对家庭照护的影响较为有限，老年人往往只有在面临突发的健康危机或法律困境时，才会考虑使用这些服务，因而这进一步限制了它们对家庭照护模式的潜在作用。

心理健康支持和法律咨询服务与家庭照护之间的关系较为复杂。老年人群体的需求不仅限于身体健康，还包括心理健康、法律事务等多个层面，而这些需求往往交织在一起，彼此影响。照护服务提供者、法律专家、社区组织等多方利益相关者的参与，也使得这一关系变得更加错综复杂。面对多元化的照护需求，老年人在选择合适的服务时，可能难以明确区分不同类型服务的优先级和重要性。例如，老年人在面对身体健康问题的同时，可能并未充分意识到心理健康问题或法律事务同样需要重视，这就可能导致其对相关服务的需求被忽视或延后。因此，信息的匮乏和对相关服务认知的不足，可能导致老年人在遇到多重照护需求时，缺乏对不同服务优先级的清晰判断，从而影响了其对服务可用性的全面理解。这种认知缺失和信息不对称，使得老年人难以有效利用社区提供的各类照护资源，进而影响了这些服务在家庭照护中的实际作用。

笔者还发现，社区照护对家庭照护的影响存在显著的区域差异。这一差

---

① 黄石松，孙书彦. 我国社区居家养老的发展历程、现实困境与路径优化［J］. 中国国情国力，2021（10）：9-13.

异可以归因于多种因素，包括照护服务的可及性、可负担性以及居民的偏好等。首先，农村地区通常地处偏远，交通不便，基础设施相对薄弱，这使得提供社区照护的成本较高。① 由于这些地区缺乏足够的医疗和照护资源，社区照护服务通常呈现出分散化的特点，离老年人居住地较远，因此难以有效满足老年人对照护的实际需求。相比之下，城市地区由于交通便利，基础设施较为完善，社区照护服务的提供更加普及和集中，能够更好地满足老年人日益增长的照护需求。其次，城市居民通常拥有较高的收入水平和较好的生活条件，因此在选择照护服务时，他们更倾向于选择社区照护，以提高照护的质量和保障自身的健康。相较之下，农村居民面临较大的经济压力，收入水平普遍较低，因此他们在选择社区照护服务时往往面临较重的经济负担，这导致社区照护服务的利用率较低。尽管中国政府已经实施了长期照护保险制度，旨在促进社区照护的公平可及性，但一些试点城市的政策排除了农村居民，或仅对他们提供报销率低或有限的服务，从而加剧了城乡之间在社区照护服务使用上的差距。② 最后，农村地区仍然存在较为根深蒂固的"养儿防老"的传统观念，即认为子女应当承担照护父母的责任。这一文化观念使得许多农村老年人更倾向于依赖家庭成员提供照护，而非主动选择社区照护服务。由于社区照护服务在农村社会中往往被视为"非传统"选择，寻求这些服务可能带来一定的社会污名化后果，这也导致了农村老年人对社区照护服务的需求被抑制。与此不同，在快速发展的城市中心，现代化的进程推动了传统文化价值观的变化，城市居民对社区照护的接受度较高，逐渐形成了将社区照护作为一种合适选择的观念。③ 因此，相较于城市居民，农村地区的老年人更加倾向于依赖家庭照护而非社区照护，这导致了社区照护在农村地区的影响未能显现出来。这一现象反映了城乡在社区照护服务利用方面存在的

① WANG Y, QI C Y. Multi-Dimensional Accessibility Barriers in Care Services for the Rural Elderly with Disabilities: A Qualitative Study in China [J]. International Journal of Environmental Research and Public Health, 2021, 18 (12): 6373.

② YANG W, WU B, TAN S Y, et al. Understanding Health and Social Challenges for Aging and Long-Term Care in China [J]. Journal of Aging and Social Policy, 2021, 43 (3—4): 127-135.

③ SHI C, HU B. Preferences for Formal Social Care in Rural and Urban China: Evidence from a National Survey [J]. Journal of Gerontological Social Work, 2020, 63 (1—2): 19-40.

深刻差异，也揭示了农村地区在照护服务可及性、经济负担和文化认同等多重因素上的特殊性。

二、政策建议

本章的研究发现对中国社区照护政策的制定具有重要的实践意义，尤其在推动照护服务的可及性、可负担性和服务质量等方面提供了有益的参考。研究表明，日常生活辅助服务和社区健康照护的提供对于减轻家庭成员的照护负担发挥了积极作用，尤其是对那些承担较重照护责任、涉及更多照护小时数且承担更高照护费用的家庭成员而言，这些服务显得尤为重要。因此，社区照护和家庭照护的结合，不仅缓解了家庭照护者的压力，也提高了对老年人的照护质量。这一发现凸显了社区照护服务在支撑家庭照护体系中的核心作用，有助于推动家庭照护与社区照护之间的共同发展。然而，值得注意的是，中国社会对社区照护工作者的社会认可度普遍较低。[①] 当前，许多社区照护工作者来自下岗人员群体，学历水平普遍较低，且其承担的工作多为基础性和未经专业培训的照护服务。因此，社区照护工作者常常被社会低估并遭受一定程度的偏见，他们的薪资待遇也相对较低，难以吸引更多高素质的从业人员。例如，在烟台等地，社区照护工作者的平均工资水平低于当地的平均工资水平。[②] 这种对社区照护工作者的低估，以及薪酬待遇的严重不足，已经成为制约社区照护服务体系进一步发展的严重障碍。借鉴欧洲国家的经验，政府可以通过收集和分析社区照护工作者的相关数据，深入了解他们的工作经历、需求及面临的困境，以此提升社会对这些工作者的认知与重视度。例如，英国政府明确提出，社区照护工作者的工资应高于全职员工的国家最低工资标准，这一政策有效提升了社区照护行业的吸引力，并推动了照护服

---

① WANG Y X, YANG W. Does Receiving Informal Care Lead to Better Health Outcomes? Evidence from China Longitudinal Healthy Longevity Survey [J]. Research on Aging, 2022, 44 (7—8)：510-518.

② WANG Y X, YANG W. Does Receiving Informal Care Lead to Better Health Outcomes? Evidence from China Longitndinal Health Longevity Survey [J]. Research on Aging, 2022, 44 (7—8)：510-518.

务质量的改善。① 中国可以借鉴此类做法，从改善社区照护工作者的薪酬待遇和工作条件入手，提高他们的社会地位，增强行业吸引力。通过这一措施，不仅可以鼓励更多人加入这一行业，也能够促进社区照护服务体系的协同发展，从而进一步推动中国长期照护服务的公平性和可持续性发展。

本章的研究存在一些局限性。首先，研究数据源于受访者的自我报告，这种方式在测量主观指标（如家庭照护和社区照护的可及性、家庭照护的小时数和费用）时，可能会带来低估或高估的偏差。其次，数据源 CLHLS 并未细化区分不同类型的家庭照护，而家庭照护实际上涵盖了多种主要形式，包括协助日常生活活动、药物管理、情感支持甚至邻里矛盾的调解等。然而，现有数据仅提供了关于日常照护的总体信息，缺乏对各种照护类型的具体小时数和费用的详细记录。而且，不同类型的照护需求可能交织，导致受访者难以明确区分每种照护所需要的时间和费用投入，因此无法进一步探讨社区照护服务是否能有效替代某些特定类型的家庭照护服务。再次，研究虽已将居住安排作为控制变量，以减少因与配偶同住而可能对照护小时数产生的偏差，但由于本次调查仅收集了子女或孙辈提供的照护小时数，未包含配偶等其他照护来源，可能导致对家庭整体照护负担的评估不够全面。未来研究应在数据可获得的前提下，进一步细分不同类型的家庭照护形式，深入探讨社区照护与家庭照护之间的替代与补充关系。最后，未来研究还应关注社区照护对配偶照护行为的潜在影响，以全面揭示社区照护对家庭照护体系的影响路径及作用机制。

① WANG Y X, YANG W. Does Receiving Informal Care Lead to Better Health Outcomes? Evidence from China Longitndinal Health Longevity Survey [J]. Research on Aging, 2022, 44 (7—8)：510-518.

第六章

长期照护服务与医疗服务之间的关系

随着老年人生理机能的逐步衰退，长期照护需求日益增加，医疗服务的使用频率也显著提高。长期照护服务与医疗服务虽然在功能定位上相对独立，但二者之间存在着密切的联系和一定的功能重叠。从服务属性来看，二者均属于基本公共服务范畴，长期照护服务作为基础性支持，主要满足老年人日常生活照护需求，而医疗服务则属于基本公共健康保障，着眼于维持老年人的基本健康状态和治疗需求。在服务内容方面，二者也存在交叉，例如，长期照护服务中包含上门诊疗、健康教育等基本医疗内容，扩展了传统的照护服务范畴。目前的研究多关注长期照护服务本身的可及性、影响因素及不同模式的相互关系，如社区照护与家庭照护的关系等，但对长期照护与医疗服务之间的关系尚缺乏系统性分析。实际上，厘清二者的关系对于优化养老服务和医疗资源配置、提升服务供给效率具有重要意义。因此，本章将通过实证分析探讨长期照护服务与医疗服务之间的关联，着重分析家庭照护与医疗服务之间的关系，以及社区照护与医疗服务之间的关系，期望为优化两类服务的资源配置提供科学依据。

第一节　文献综述

一、家庭照护与医疗服务之间的关系

（一）欧美相关研究

目前，关于该主题的研究主要集中于美国和欧洲国家。近年来，针对家

庭照护与医疗服务之间关系的横截面研究取得了一些进展，然而研究结论并不一致。基于 2003 年西班牙国家健康调查数据的一项研究采用二元逻辑斯蒂回归方法分析了西班牙老年人中家庭照护与医疗服务使用的关系。其研究结果显示，在控制了需求相关因素和社会经济因素后，获得家庭照护的功能受限老年人比未获得照护的同类群体在就诊的频率上有显著降低。① 相反，另一项基于欧洲大型研究项目的横截面研究发现，在患有痴呆的欧洲老年人群体中，接受较多家庭照护的个体在门诊就诊次数上显著增加。② 通过多重逻辑斯蒂回归分析瑞典老年人中家庭照护与医疗服务利用的关系，研究发现家庭照护与门诊医生接触频率呈正相关，但与住院次数无显著关联。③ 基于欧洲健康、老龄化与退休调查首期数据的研究，采用普通最小二乘回归模型分析后指出，增加家庭照护的小时数会显著提高老年人门诊就诊和住院的可能性。④

为了减少潜在偏差，一些研究采用纵向设计进一步探讨了家庭照护与医疗服务利用之间的关系。例如，基于芬兰 2002—2007 年老年人康复项目的数据，研究分析了家庭照护可得性对公共照护支出的影响。多层次回归模型结果显示，家庭照护的可得性显著降低了公共医疗支出。⑤ 同样，利用瑞士家庭调查的 4 期数据，一项研究采用包含区域和时间固定效应的两阶段模型，评估了家庭照护的可得性对住院可能性和住院时长的影响。研究结果表明，家

① ROGERO-GARCIA J, PRIETO-FLORES M-E, ROSENBERG M W. Health Services Use by Older People with Disabilities in Spain: Do Formal and Informal Care Matter [J]. Ageing and Society, 2008, 28 (7): 959-978.

② BREMER P, CHALLIS D, HALLBERG I R, et al. Informal and Formal Care: Substitutes or Complements in Care for People with Dementia? Empirical Evidence for 8 European Countries [J]. Health Policy, 2017, 121 (6): 613-622.

③ CONDELIUS A, EDBERG A-K, HALLBERG I R, et al. Utilization of Medical Healthcare among People Receiving Long-Term Care at Home or in Special Accommodation [J]. Scandinavian Journal of Caring Sciences, 2010, 24 (2): 404-413.

④ BOLIN K, LINDGREN B, LUNDBORG P. Informal and Formal Care among Single-Living Elderly in Europe [J]. Health Economics, 2008, 17 (3): 393-409.

⑤ KEHUSMAA S, AUTTI-RÄMÖ I, HELENIUS H, et al. Does Informal Care Reduce Public Care Expenditure on Elderly Care? Estimates Based on Finland's Age Study [J]. BMC Health Services Research, 2013 (13): 317.

庭照护的可得性对住院可能性无显著影响，但显著缩短了住院时长。[1] 然而，由于该研究涵盖了整个成年群体，其结论可能无法完全适用于特定的老年人群体。此外，基于 2007—2008 年间收集的 532 名意大利中风患者的数据库，另一项研究考察了家庭照护者的存在及家庭照护数量对康复服务利用及医疗费用的影响。纵向对数线性模型的结果显示，家庭照护者的存在与使用康复服务及医疗支出显著增加相关。[2] 然而，由于该研究对象限于中风患者，其结论可能不适用于整体老年群体。

许多直接探讨家庭照护与医疗服务关系的研究未能充分考虑内生性问题，这也是研究家庭照护对医疗服务因果效应的主要挑战。家庭照护的内生性问题主要有两个因素：一是同时性，二是遗漏变量偏差。当老年人面临健康问题时，他们决定是否需要寻求医疗服务，其子女则决定是否提供家庭照护及家庭照护的小时数。此类决策可能是同时进行的，也可能存在先后顺序。此外，遗漏变量偏差涉及个体未观测到的异质性问题，某些未被观察到的健康状况或照护偏好可能会同时增加家庭照护和医疗服务的需求，从而在二者之间产生正向的虚假关联。

工具变量法是解决家庭照护与医疗服务内生性问题的常用方法。基于 1993 年和 1995 年美国社区居住老年人的全国性样本数据，研究者将存活成年子女数量以及第一个孩子是否为女性作为工具变量，探讨家庭照护对多种类型医疗服务使用的因果效应。研究结果表明，随着家庭照护时间的增加，老年人的住院时间和医生就诊次数有所减少，但进行门诊手术的可能性却有所上升。[3] 此外，研究者利用相同的数据集，将成年女儿数、儿子数以及未完成高中教育的子女数作为工具变量，进一步探讨家庭照护对医疗支出的因果效应。结果显示，通过减少家庭护理和住院支出增加家庭照护时间，有效降低

① WEAVER F M, WEAVER B A. Does Availability of Informal Care within the Household Impact Hospitalisation? [J]. Health Economics, Policy and Law, 2014, 9 (1): 71-93.

② TORBICA A, CALCIOLARI S, FATTORE G. Does Informal Care Impact Utilization of Health-care Services? Evidence from A Longitudinal Study of Stroke Patients [J]. Social Science and Medicine (1982), 2015 (124): 29-38.

③ VAN HOUTVEN C H, NORTON E C. Informal Care and Health Care Use of Older Adults [J]. Journal of Health Economics, 2004, 23 (6): 1159-1180.

了老年人的总体医疗支出。①

（二）亚洲相关研究

关于该主题的亚洲研究较为有限，且研究结果尚不一致。基于 2001 年日本大学老龄化纵向研究的数据，有研究采用线性概率模型分析后发现，成年子女提供的家庭照护减少了老年人对居家健康服务和门诊服务的使用。② 与之相对，基于 2013 年日本老龄化与退休研究的数据，另一项研究通过普通最小二乘回归、逻辑斯蒂回归等模型的分析得出不同结论，显示接受家庭照护的老年人更有可能增加医疗服务的使用率。③ 然而，这两项横截面研究均未处理反向因果关系并未观测到的个体异质性所引发的内生性问题，因此这可能是导致结果存在偏差的原因。

在中国，相关研究数量较为稀少且结论不尽相同。基于 CHARLS 两期数据，有研究使用负二项回归模型分析发现，家庭照护的增加显著提高了门诊和住院服务的使用率，但该研究未充分考虑家庭照护与医疗服务之间的反向因果关系问题。④ 在考虑内生性影响的情况下，另一项研究以子女与父母的地理距离作为工具变量，结果表明，增加家庭照护时间显著降低了老年人使用门诊服务的概率，然而该研究并未涉及门诊服务支出的变化。⑤ 此外，一项以存活成年女儿数量为工具变量的研究则发现，家庭照护对医疗服务使用率和医疗支出并无显著影响，但该研究未进一步区分家庭照护对不同类型医疗服

① VAN HOUTVEN C H, NORTON E C. Informal Care and Medicare Expenditures: Testing for Heterogeneous Treatment Effects [J]. Journal of Health Economics, 2008, 27 (1): 134-156.

② HANAOKA C, NORTON E C. Informal and Formal Care for Elderly Persons: How Adult Children's Characteristics Affect the Use of Formal Care in Japan [J]. Social Science and Medicine (1982), 2008, 67 (6): 1002-1008.

③ CHEN C-C, YAMADA T, NAKASHIMA T, et al. Substitution of Formal and Informal Home Care Service Use and Nursing Home Service Use: Health Outcomes, Decision-Making Preferences, and Implications for A Public Health Policy [J]. Frontiers in Public Health, 2017 (5): 297.

④ CHEN X L, SU D, CHEN X L, et al. Effect of Informal Care on Health Care Utilisation for the Elderly in Urban and Rural China: Evidence from China Health and Retirement Longitudinal Study [J]. BMC Health Services Research, 2022, 22 (1): 271.

⑤ 林莞娟, 王辉, 邹振鹏. 中国老年护理的选择: 非正式护理抑或正式护理——基于 CLHLS 和 CHARLS 数据的实证分析 [J]. 上海财经大学学报, 2014, 16 (3): 54-62.

务（如门诊和住院）的具体影响。① 另一项研究则使用了四个变量作为工具变量，分别为存活成年子女数量、第一个孩子是否为男孩、长子女是否超过55 岁以及子女性别中男孩的比例。该研究发现，接受家庭照护的老年人使用门诊和住院服务的概率显著增加，且这一正向效应在高龄老年人群体中更加显著。② 然而，该研究并未考虑照护支出的变化。

（三）当前研究的不足

当前的研究结论并不一致，这可能与多个因素相关。具体来说，家庭照护与医疗服务之间的关系可能因医疗服务的类型而有所不同。家庭照护者能够提供日常生活中的基本帮助和营养丰富的饮食，这些有助于老年人养成健康的饮食习惯和生活方式，例如，定期服药等。当老年人的基本健康需求得到满足时，他们可能不会寻求那些需要低技能的医疗服务，例如，健康咨询和基础的健康检查。然而，这种负相关关系并不适用于那些涉及高技能的医疗服务，例如，复杂的外科手术或专业的急性后期护理。即使老年人得到了足够的家庭照护，他们对高水平、专业化护理的需求仍然可能无法得到满足。举例来说，患有膝部损伤的老年人不仅需要家庭照护者的帮助，以完成日常活动如室内移动，还需要专业的外科医生进行膝部手术，才能恢复或维持健康。因此，当老年人的健康需求达到一定程度时，家庭照护无法替代医疗服务，二者在满足老年人健康需求时是互为补充、不可或缺的。鉴于此，本章特别区分了家庭照护对不同类型医疗服务的影响，以深入探讨两者之间的关系。

家庭照护的内生性问题是该领域研究中在方法上的挑战。家庭照护和医疗服务的决策往往是相互关联、共同决定的。具体而言，成年子女会根据父母健康状况的变化来决定是否提供照护，而老年人在出现健康问题时，也会决定是否寻求医疗服务。这种相互依赖的关系可能导致逆反因果关系或遗漏变量偏差，从而产生家庭照护与医疗服务之间的虚假正相关。为了克服这一

---

① 黄枫，傅伟. 政府购买还是家庭照料？——基于家庭照料替代效应的实证分析 [J]. 南开经济研究，2017（1）：136-152.

② 余央央，封进. 家庭照料对老年人医疗服务利用的影响 [J]. 经济学（季刊），2018，17（3）：923-948.

问题，本章第三节采用了工具变量法，并结合纵向数据，旨在通过更为严谨的实证分析，探讨家庭照护对不同类型医疗服务使用率及医疗支出的因果效应。通过这种方法，本章第三节不仅填补了现有文献中的空白，还为相关领域的研究提供了新的视角和理论。

二、社区照护与医疗服务之间的关系

与家庭照护对医疗服务的影响相比，当前国内外对社区照护服务对医疗服务影响的研究较为有限。基于日本北海道地区的数据，相关研究表明，使用喘息服务和日间照料中心能够显著降低老年人住院治疗的可能性。[①] 此外，运用美国某一地区的纵向数据，研究发现，频繁使用社区照护服务的老年人，其住院就诊次数和住院费用均有所降低。[②] 国内已有研究证实，社区照护服务有助于减缓老年人生理机能的衰退速度、改善认知功能并降低抑郁风险。[③] 然而，目前尚无研究直接探讨社区照护服务对医疗服务使用的具体影响，亟须进一步的实证研究来填补这一空白。

因此，本章第三节旨在填补当前国内研究中的空白，深入探讨社区照护服务与医疗服务之间是否存在替代或互补关系，并分析这种关系是否受到服务类型差异和城乡地区差异的影响。通过对这一问题的系统研究，本章第三节期望为我国未来公共养老服务与医疗服务政策的制定提供实证依据，为更好地满足老年人群体日益增长的健康需求、推动健康老龄化进程提供理论支

---

① TOMITA N, YOSHIMURA K, IKEGAMI N. Impact of Home and Community-Based Services on Hospitalisation and Institutionalisation among Individuals Eligible for Long-Term Care Insurance in Japan [J]. BMC Health Services Research, 2010 (10): 345.

② THAPA B B, LI X Q, GALÁRRAGA O. Impacts of Community-Based Care Program on Health Care Utilization and Cost [J]. The American Journal of Managed Care, 2022, 28 (4): 187-191.

③ SU Q, WANG H, FAN L J. The Impact of Home and Community Care Services Pilot Program on Healthy Aging: A Difference-In-Difference with Propensity Score Matching Analysis from China [J]. Archives of Gerontology and Geriatrics, 2023 (110); MA W J, SHEN Z. Impact of Community Care Services on the Health of Older Adults: Evidence from China [J]. Frontiers in Public Health, 2023 (11); YUE Z, XIANG N, LI H, et al. The Evolution Trend of Availability of China's Community-Based Care Services and Its Impact on the Cognitive Function of Elderly People: 2008—2018 [J]. International Journal for Equity in Health, 2021 (1): 203.

持和政策建议。

第二节　理论框架

一、经典的格罗斯曼健康需求模型

目前，大多数关于长期照护服务与医疗服务关系的研究都借鉴了经典的格罗斯曼健康需求模型，并基于该模型进行实证分析。该模型提出，个人需要健康原因可以从两方面来理解：一方面，健康使个人能够享受良好的健康状态，从而获得消费效益；另一方面，健康为个人提供了从事市场活动和非市场活动的可能性，进而带来投资效益。① 换言之，健康具备两种主要属性：一方面，健康作为一种消费品，为个人提供积极的效用，而生病则会带来负面的效用；另一方面，健康又作为一种投资品，直接决定了个人可以参与各类活动（如劳动、休闲娱乐等）的时间，从而影响其整体的收入和福利。

在格罗斯曼模型中，健康被视为一种可持续的资本存量，假设个体在出生时拥有一定水平的健康资本，随着年龄的增长，该健康资本会逐渐折旧，健康水平也会随之下降。为了维持健康资本并降低患病的风险，个体需要进行健康投资，例如，购买医疗服务、参与体育锻炼等，以补偿健康资本的贬值。因此，格罗斯曼将多种因素纳入其经济模型，包括医疗服务的消费、家庭收入、教育、年龄、性别、婚姻状况以及个人的健康行为（如吸烟、锻炼等），并通过构建健康生产函数，为分析个体在健康方面的决策行为提供了系统的理论框架。这个模型不仅为理解个体如何在健康维护与改善方面做出选择提供了重要依据，也为长期照护服务与医疗服务之间的相互关系提供了理论支持。

---

① GROSSMAN M. On the Concept of Health Capital and the Demand for Health [J]. Journal of Political Economy, 1972, 80 (2): 223-255.

二、家庭照护与医疗服务之间的关系

有学者对格罗斯曼模型进行了扩展，提出将家庭视为健康的生产者，这意味着每个家庭成员不仅对自己的健康负责，还应对其他家庭成员的健康状况承担一定的责任。① 在经典模型中，个体通过对自身健康进行投资，既获得消费效益，也获取投资效益。基于这一理论框架，这一观念同样适用于对家庭成员健康的投资。具体而言，投资效益体现在当家庭成员健康状况得到改善时，照护患病家庭成员所需要的时间便会减少，从而释放出更多时间用于其他活动。这样，家庭成员可用于市场工作的时间增加，这可能带来家庭收入的提升，进而扩展全体家庭成员在消费和投资方面的机会。通过这种方式，家庭不仅可以通过对健康的投资提高健康资本，还可以优化资源配置，进而提高家庭整体福祉和经济水平。这一扩展模型进一步深化了家庭在健康投资和照护过程中的作用，为家庭健康行为的经济分析提供了新的视角。

还有学者在此模型的基础上进行了进一步扩展，将家庭照护纳入其中，重点关注老年人在面临健康问题时如何选择医疗服务，以及他们获得的家庭照护如何影响这一选择。② 在这一扩展模型中，老年人的照护需求受到包括身体能力、认知功能和社会经济状况等因素的影响。对老年人来说，家庭照护的获得可能成为影响其医疗服务需求的重要因素，因为家庭照护通过改善或影响老年人的健康状况，可能会减少或增加其对医疗服务的需求。具体而言，当老年人因健康问题而无法独立完成日常生活活动时，成年子女通常会根据老年人的健康状况和照护需求，决定其是否提供家庭照护，并进一步确定提供照护的数量和质量，以期最大化家庭整体福利。在这种情境下，老年人可能会根据他们所接受的家庭照护数量和质量，决定其是否寻求医疗服务，以满足其健康需求。这一理论模型强调了家庭照护在健康决策中的关键作用，并提出家庭照护与医疗服务之间可能存在的复杂互动关系，这值得在政策和

---

① JACOBSON L. The Family as Producer of Health：An Extended Grossman Model ［J］. Journal of Health Economics, 2000, 19（5）：611-637.

② VAN HOUTVEN C H, NORTON E C. Informal Care and Medicare Expenditures：Testing for Heterogeneous Treatment Effects ［J］. Journal of Health Economics, 2008, 27（1）：134-156.

实践中进一步关注。

基于这一概念框架，家庭照护的接受可能会对医疗服务的利用产生影响，并且这种影响在不同类型的医疗服务之间存在差异。具体而言，家庭照护者通常提供低技能的照护，这种照护能够在一定程度上满足老年人的基本健康需求，从而减少其对某些门诊服务的需求。例如，家庭照护者通过协助老年人进行日常活动，如洗澡和室内转移，能够有效防止老年人发生烧伤、烫伤或跌倒等事故；通过帮助喂食或准备餐食，确保老年人获得更为健康的饮食和足够的营养；定期监控老年人的药物使用，有助于其更好地控制疾病的恶化。这些积极的照护措施通过延缓或减缓老年人的健康衰退，进而产生健康状况的正向反馈效应，从而减少老年人对门诊医疗服务的需求。

然而，在面对一些需要更高技能和更复杂程序的住院治疗时，家庭照护的作用则较为有限，特别是对复杂的手术治疗而言。由于家庭照护者通常缺乏必要的专业医疗技能，当老年人需要高水平的专业医疗服务时，低技能的家庭照护显然无法满足其需求，这时专业护理显得尤为重要。家庭照护者可能充当老年人的代理人，敏锐地察觉到老年人对高技能护理的需求，并通过帮助预约就诊、提供交通服务等方式，帮助老年人获取所需要的专业护理。此外，家庭照护者还可能督促老年人及时接受医疗服务，帮助老年人完成全面体检、治疗和康复，因而可能延长住院时间。家庭照护者在药物管理过程中，也能够帮助发现药物使用中可能犯的错误，或者在老年人身体不适时，及时通知医疗人员进行处理。尽管这一理论框架在国际上得到了广泛验证，但在中国，关于家庭照护是否会减少或增加医疗服务利用的实证研究仍然较为匮乏，相关研究亟须进一步深入和拓展，以更好地理解家庭照护在中国老年人医疗服务利用中的作用。

三、社区照护与医疗服务之间的关系

学者们通过将社区照护服务纳入格罗斯曼健康需求模型，对该经典理论框架进行进一步的拓展和延伸。① 他们认为，随着年龄的增长，老年人对健康

---

① PEZZIN L E, KEMPER P, RESCHOVSKY J. Does Publicly Provided Home Care Substitute for Family Care? Experimental Evidence with Endogenous Living Arrangements [J]. The Journal of Human Resources, 1996, 31（3）: 650-676.

的需求逐渐增加，这不仅导致了他们对医疗服务的需求增加，也使得其对社区照护服务的需求越发强烈。在这一扩展模型中，老年人的健康被视为一个生产函数，其中社区照护服务和医疗服务都被视为促进健康的投资方式，并被纳入模型考虑。紧接着，学者们在这一模型中加入了社区照护服务的可及性，认为当老年人出现健康问题时，他们可能需要同时选择社区照护服务与医疗服务来维持其健康状况。① 因此，老年人是否利用医疗服务及其相关的医疗开支，可能会受到社区照护服务可及性的影响。这一影响的具体机制与程度，仍需要通过实证研究加以验证和量化，以便为政策制定者提供科学实证依据。

基于这一理论框架，相关的实证研究得出了不同的结论。一些研究表明，社区提供的生活照料和基本医疗护理对老年人维持营养、减缓功能衰退以及促进康复具有重要作用，从而可能在一定程度上替代部分医疗服务。具体而言，社区服务人员可以承担部分门诊服务的职能，例如，定期监测老年人的心率、血压等基本生理指标，这有助于减少老年人对门诊服务的依赖，降低医疗资源的使用需求。然而，另一部分研究则发现，社区基本医疗护理与传统医疗服务之间并非完全替代关系，而存在互补性。一方面，社区服务人员通过定期上门为老年人进行体检、监测居住环境的安全性、传播健康知识等手段，能够及时发现潜在的健康问题，进而可能促使老年人增加对医疗服务的需求，尤其是在专业技能要求较高的医疗服务方面，这种互补关系表现得极为明显。另一方面，老年人往往依赖社区服务人员的帮助，以便顺利就医。例如，社区服务人员协助老年人预约医疗就诊、安排交通工具前往医院，或是帮助老年人使用更为先进的诊断程序和治疗方法，从而促进其对医疗服务的需求。这些研究表明，社区照护服务和医疗服务之间的关系具有复杂性，不仅取决于服务类型的差异，也受到老年人健康状况、需求和可及性等多重因素的影响。

---

① STABILE M, LAPORTE A, COYTE P C. Household Responses to Public Home Care Programs [J]. Journal of Health Economics, 2006, 25 (4): 674-701; BALIA S, BRAU R. A Country for Old Men? Long - Term Home Care Utilization in Europe [J]. Health Economics, 2004, 23 (10): 1185-1212.

在研究社区照护时，部分西方国家的研究指出，在分析社区照护与医疗服务之间的关系时，需要特别考虑地区差异。① 这些地区差异在很大程度上影响了公共服务的可及性。一方面，经济较为发达的地区由于更高的经济发展水平，政府通常拥有更丰富的税收收入和财政资源，这些资源为支持社区照护计划的实施提供了有力保障。相比之下，欠发达地区由于经济基础薄弱，可能无法提供足够的资源来推动相关的社区照护服务。另一方面，各个地区在制定社区照护服务的准入规则时存在差异。具体而言，某些地区的评估标准较为严格，而其他地区则可能对评估标准有所放宽。这种差异导致收入或健康状况相似的个体在不同地区可能获得不同的资格等级，从而影响他们能否获得政府补贴及补贴的具体额度。虽然现有文献已经指出了这些地区差异，但这些差异带来的实际影响尚未得到深入的实证研究。

在中国，地区差异主要体现在城乡之间，尤其是在社区照护服务的覆盖与质量方面存在显著的不均衡。具体来说，社区照护服务在城镇地区的发展较为成熟，截至2022年，已经覆盖了大部分城镇地区，但在农村地区的覆盖率仅为50%。② 此外，城乡在社区照护服务质量上也存在显著的差异。在一些经济较发达的省会城市和城镇，社区照护人员经过定期的专业培训，能够为老年人提供高质量的照护服务；而在一些贫困的农村地区，社区照护人员往往缺乏足够的专业培训和技能，这使得农村地区的老年人难以享受到与城市地区同等水平的照护服务。因此，相比农村地区，城镇地区的老年人更容易获得高质量的社区照护服务。然而，尽管城乡差异对社区照护与医疗服务之间的关系可能产生重要影响，目前尚未有研究对这一问题进行深入的实证分析，亟须通过实证研究探讨城乡不平等在社区照护服务与医疗服务中的具体作用。

---

① CARRINO L, ORSO C E, PASINI G. Demand of Long-Term Care and Benefit Eligibility across European Countries [J]. Health Economics, 2018, 27 (8): 1175-1188.

② LI Y. Social Care for Disabled Elderly Women in Urban China: The Roles of the Community [J]. Social Science and Medicine, 2022 (314).

第三节 实证分析

本章基于 CLHLS 数据，分别对家庭照护与医疗服务之间的关系以及社区照护与医疗服务之间的关系进行实证分析。关于该数据的基本情况，本书在第二章第三节已做了详细介绍。接下来，本节将从多个维度详细阐述实证分析的过程。首先，将说明样本构成和变量设置，具体介绍所选样本的特征、数据来源以及各项变量的定义与构成，确保所选变量能够有效反映研究问题的核心内容，并符合实证分析的要求。其次，详细描述所采用的实证分析方法，确保分析过程的科学性与严谨性。内容将涵盖数据处理的步骤、模型设定的依据等，力求分析方法的准确性和操作性。最后，通过实证分析揭示家庭照护与医疗服务之间、社区照护与医疗服务之间的关系，进一步探索它们的相互影响机制。通过这一分析，为中国长期照护服务政策的进一步发展提供数据支持和理论依据，并为政策制定者提供更具操作性的建议。通过本节的实证分析，期望为学术界和政策制定者提供更加清晰的视角，帮助他们在未来的长期照护服务政策设计中更好地考虑和整合各类服务的互动效应，从而建立更加全面和高效的长期照护服务体系。

一、家庭照护与医疗服务之间的关系

（一）数据和变量

1. 样本构成

本章所使用的数据来源于 CLHLS 在 2011 年、2014 年和 2018 年 3 期的数据。自 2011 年起，CLHLS 开始分别收集老年人在门诊和住院医疗服务上的支出情况，因此，本章的样本包括在 2011 年、2014 年和 2018 年期间至少参与过两次调查的老年人。为了减少潜在的偏倚，研究排除了那些居住在养老院或其主要照护来源为社区照护的老年人（共 60 名参与者，占总样本的 1%），因为在这种情况下，家庭照护与社区照护或养老院照护的角色界限较为模糊，难以对照护类型进行清晰区分，可能影响对照护效应的评估。最终，本章的

有效样本量为 6348 名参与者。

2. 变量设置

本章关注的因变量是老年人医疗服务的利用情况，包括门诊医疗服务和住院医疗服务。为了收集有关医疗支出的数据，CLHLS 通过以下问题询问受访者："您过去一年实际花费的门诊医疗费用是多少？"和"您过去一年实际花费的住院医疗费用是多少？"在分析数据时，发现对于每一类医疗服务，都有相当一部分受访者报告在一年内未发生支出。因此，本章为每一类医疗服务构建了两个因变量。第一个因变量为一个二元变量，表示受访者在去年是否曾使用过该类医疗服务；第二个因变量是医疗支出的自然对数转化值，针对那些报告曾使用过该类医疗服务的受访者，计算他们在去年使用该服务时的金额。这一构建方式能够更精确地捕捉医疗服务利用的频率与支出水平。

本章的研究核心自变量是获得的来自子女或孙子女的家庭照护时长。该变量是根据受访者对以下问题的回答构建的："上周您的子女、孙子女及其配偶在日常生活活动中帮助了您多少小时？"这一变量为连续变量，用以量化老年人在家庭照护中所获得的支持时长。通过这一变量，研究能够更精确地反映家庭成员，尤其是子女和孙子女在日常生活中对老年人的照护投入，进而探讨家庭照护与老年人医疗服务利用之间的关系。

控制变量方面，本章控制了一组与需求相关的变量，包括年龄、性别、自评健康状况、ADL 受限项数、认知功能、慢性病数量、是否吸烟、是否饮酒。年龄是一个连续变量，以年龄年数表示。性别是一个二元变量，女性为参考组。自评健康状况是一个分类变量，分为"差"（参考组）、"中等"和"好"三个等级。ADL 受限项数是根据受访者在 6 项日常生活活动中无法完成或有困难的项目数来衡量的。认知功能则通过中文版简易精神状态检查量表进行测量。总分范围为 0~30 分，得分越高表示认知功能越好。慢性病数量作为计数变量，表示受访者所患慢性疾病的数量。此外，考虑到生活方式可能对健康结果产生影响，本章还将吸烟和饮酒纳入分析范围。具体通过问卷中的"您目前吸烟吗？"和"您目前饮酒吗？"这两个问题来衡量，吸烟和饮酒均为二元变量，且"否"作为参照组。控制变量还包括了与社会经济相关的变量：收入、受教育程度、婚姻状况、居住地、居住安排、收到的女儿及其配偶的汇款、是否拥有社会医疗保险。收入指老年家庭的人均年收入。调查通过"您家庭去年总收入是多少？"收集收入信息。此变量为连续变量。由于收入不平等对极端收入值（高值和低值）敏感，因此依据惯例，剔除调整后家庭人均收入分布的前0.5%和后0.5%。2011年和2014年的收入值通过消费价格指数调整至2018年的水平。所有模型中，本章采用家庭人均收入的对数形式，以考虑其非线性关系。受教育程度被划分为分类变量，受访者通过回答"您上学多少年？"来提供教育信息。根据受访者的回答，教育年限被分为三类：未受教育（作为参照组）、小学和初中及以上。婚姻状况被划分为三类，包括其他（分居、离异、从未结婚，作为参照组）、丧偶和已婚。居住地则为分类变量，分为城市（参照组）、镇和农村。居住安排是一个二元变量，包括"独居"（参考组）和"与家庭成员同住"。收到的女儿及其配偶的汇款是一个连续变量，通过问题"去年您从女儿及其配偶那里收到多少钱（包括现金和物资价值）"来衡量。2011年和2014年的汇款金额根据消费价格指数调整为2018年的值。本章对该变量进行了对数转换，以考虑其非线性关系。是否拥有社会医疗保险是一个二元变量，以"没有"为参考组。存活成年女儿数量表示个体拥有的存活女儿数量，是本章的工具变量，后文会详细提及。样本的描述性统计信息详见表6-1。

表6-1 样本描述性统计

变量	平均值（标准差）/比例%
门诊医疗服务	
是否使用	
否	22.17
是	77.83
开支（样本量=4940）	2507.97（6863.43）
住院医疗服务	
是否使用	
否	58.77

续表

变量	平均值（标准差）/比例%
是	41. 23
开支（样本量＝2617）	7160. 36（14821. 64）
家庭照护的小时数	24. 14（43. 29）
存活成年女儿数量	1. 72（1. 34）
年龄	85. 66（10. 89）
性别	
女性	54. 91
男性	45. 09
自评健康状况	
差	22. 03
中等	36. 13
好	41. 84
慢性病数量	1. 13（1. 35）
ADL 受限项数	0. 69（1. 54）
认知功能	22. 49（9. 03）
是否吸烟	
否	74. 78
是	25. 22
是否喝酒	
否	74. 37
是	25. 63
收入	9990. 43（11663. 96）
受教育程度	
未受教育	82. 94
小学	14. 50
初中及以上	2. 56

变量	平均值（标准差）/比例%
婚姻状况	
其他	2.68
丧偶	59.59
已婚	37.73
居住安排	
独居	18.21
与家庭成员同住	81.79
收到的女儿及其配偶的汇款	2462.55（4407.37）
是否拥有社会医疗保险	
否	13.47
是	86.53
居住地	
城市	15.33
镇	30.02
农村	54.65
样本总量	6348

数据来源：CLHLS 数据。

（二）实证方法

　　为了减少因测量时间滞后性（即自变量的时间范围为上周，而因变量的时间范围为去年）可能带来的偏误，本章引入了滞后变量，旨在考察前一期调查中家庭照护对后一期医疗服务利用的影响。这一方法有效地避免了因自变量和因变量时间框架不一致而可能导致的内生性问题，提高了研究结果的可信度和科学性。具体方法上，本章将医疗服务利用情况作为家庭照护变量的函数进行建模，并在模型中控制其他相关变量。由于在一年内，许多观察样本在特定类型的医疗服务上未发生支出，因此，本章采用了两阶段模型进行分析。第一阶段为多元概率比回归模型，用于预测受访者在过去一年内是否使用了医疗服务；第二阶段则采用普通最小二乘法对那些报告使用了医疗服务的个体进行医疗支出对数的建模。对于门诊医疗服务和住院医疗服务，研究分别估计了两阶段模型，以更准确地评估家庭照护变量对不同医疗服务利用情况的影响。

如本章第二节所述，家庭照护可能是医疗服务利用的内生性因素，这意味着家庭照护与医疗服务利用之间可能存在双向因果关系。为了控制那些未被测量的混杂因素，避免这些因素影响老年人同时接受家庭照护和使用医疗服务的情况，本章采用了工具变量方法进行分析。有效的工具变量必须满足两个关键条件：第一，它与内生变量之间应具有显著的相关性，能够有效解释内生变量的变异；第二，它必须是外生的，即除了通过影响家庭照护进而影响医疗支出外，不应直接影响医疗支出本身。为了满足这两个条件，本章采用了在家庭照护相关文献中广泛使用的工具变量——存活成年女儿的数量。根据中国的社会文化背景，成年女儿往往更倾向于承担家庭照护责任，因此她们的数量与老年人的健康状况、医疗支出等因素的直接关联较为有限，这使得成年女儿数量成为一个合适且有效的工具变量。通过这一工具变量的使用，本章能够更精确地估计家庭照护对医疗服务利用的因果影响，克服了内生性问题。

在中国，尤其是在成年儿子中，农村到城市以及其他与工作相关的迁移流动现象较为普遍。这种迁移流动现象不仅增加了成年儿子与父母之间的物理距离，还减少了他们为父母提供日常照护的可能性。与此相比，成年女儿通常承担起主要的照护责任，尤其是提供大量的照护时间。从原则上讲，成年女儿的数量是外生的，因为父母通常无法控制子女的性别。CLHLS 作为一个持续进行的大规模全国性调查，收集了关于高龄老年人的丰富数据，超过96%的样本年龄在 80 岁及以上。尽管计划生育政策实施后，20 世纪 80 年代初期选择性流产比例有所上升，但这一效应并不足以显著影响本章样本中成年子女性别的分布，因为大多数 CLHLS 参与者在 1980 年之前已经完成生育。[①] 然而，可能存在一个问题，即健康状况良好、经济条件较好且受过良好

---

① ZENG Y, GEORGE L, SERENY M, et al. Older Parents Enjoy Better Filial Piety and Care from Daughters Than Sons in China [J]. American Journal of Medical Research, 2016, 3 (1): 244-272.

教育的人群更有可能找到伴侣，并且拥有更多资源来养育较大的家庭。因此，拥有更多存活成年女儿的老年人可能健康状况较好、社会经济地位较高，这可能会影响他们的医疗服务利用情况。为了控制这一潜在偏倚，本章在所有模型中加入了与健康状况相关的变量以及社会经济变量，如自评健康、收入和受教育程度等。此外，另一个可能影响准确性的因素是，存活的成年女儿数量可能会影响老年人收到的汇款的数量，进而影响他们是否选择寻求医疗服务。为了应对这一问题，本章在分析模型中控制了收到的女儿及其配偶的汇款这一变量。通过这些控制变量，研究能够更准确地分析家庭照护对老年人医疗服务利用的影响，减少潜在的混杂效应。

由于大多数样本中的老年人存活的成年女儿数量在不同期之间未发生变化，因此，工具变量的变化主要来源于个体之间的差异。这一特点使得采用固定效应模型变得困难，因为固定效应模型仅能捕捉个体内部随时间变化的内生性因素，无法有效利用个体间的异质性差异。因此，本章选择采用随机效应模型，并在两阶段模型中引入工具变量，从而充分利用个体间的差异性。在模型的第一阶段，对整体样本进行了回归分析，以探讨家庭照护对老年人是否使用门诊医疗服务或住院医疗服务的影响。工具变量的第一阶段模型的具体设定如下所示

$$IFC_{i,t-1} = \gamma_0 + \gamma_1 Adultdaughter_{i,t-1} + \gamma X_{i,t-1} + \varepsilon_{i,t-1}$$

在此模型中，$IFC_{i,t-1}$ 表示个体 i 在时间点 $t-1$ 上，上周获得的来自子女或孙子女的家庭照护时长，$Adultdaughter_{i,t-1}$ 表示个体 i 在时间点 $t-1$ 上存活的成年女儿数量，$X_{i,t-1}$ 表示个体 i 在时间点 $t-1$ 上所有的控制变量。ε_{it} 是误差项。

在模型的第一阶段，工具变量的第二阶段模型中，本章将是否利用医疗服务回归于第一阶段中预测的上周获得的来自子女或孙子女的家庭照护时长，并控制所有相关变量。具体回归模型如下所示

$$Pr(Expenditures_{it} > 0) = \alpha_0 + \alpha_1 \widehat{IFC}_{i,t-1} + \alpha_2 Pr(Expenditures_{i,t-1} > 0) + \alpha X_{i,t-1} + \varepsilon_{i,t-1}$$

在此模型中，$Pr(Expenditures_{it} > 0)$ 表示个体 i 在时间点 t 上使用医疗服务的概率，$\widehat{IFC}_{i,t-1}$ 表示第一阶段中预测的家庭照护时长，$X_{i,t-1}$ 表示个体 i 在时间点 $t-1$ 上所有的控制变量。$\varepsilon_{i,t-1}$ 是误差项。α_1 表示上一期家庭照护时长对下一期是否使用医疗服务的影响。

在模型的第二阶段，聚焦于使用医疗服务的样本，探讨家庭照护对老年人在门诊医疗服务或住院医疗服务上开支的影响。工具变量的第一阶段模型的具体设定如下所示

$$IFC_{i,t-1} = \gamma_0 + \gamma_1 A\,dultdaughter_{i,t-1} + \gamma\,X_{i,t-1} + \varepsilon_{i,t-1}$$

在此模型中，$IFC_{i,t-1}$ 表示个体 i 在时间点 $t-1$ 上，上周获得的来自子女或孙子女的家庭照护时长，$A\,dultdaughter_{i,t-1}$ 表示个体 i 在时间点 $t-1$ 上存活的成年女儿数量，$X_{i,t-1}$ 表示个体 i 在时间点 $t-1$ 上所有的控制变量。ε_{it} 是误差项。

在模型的第二阶段，工具变量的第二阶段模型中，本章将医疗服务的开支回归于第一阶段中预测的上周获得的来自子女或孙子女的家庭照护时长，并控制所有相关变量。具体回归模型如下所示

$$Ln\,(\,Expenditures_{it}\mid Expenditures_{it}>0\,) = \beta_0 + \beta_1\,\hat{IFC}_{i,t-1} + \beta_2\,Ln\,(Expenditures_{i,t-1}\mid Expenditures_{i,t-1}>0) + \beta\,X_{i,t-1} + \varepsilon_{i,t-1}$$

在此模型中，$Ln\,(\,Expenditures_{it}\mid Expenditures_{it}>0\,)$ 表示个体 i 在时间点 t 上医疗服务的开支，$\hat{IFC}_{i,t-1}$ 表示第一阶段中预测的家庭照护时长，$X_{i,t-1}$ 表示个体 i 在时间点 $t-1$ 上所有的控制变量。$\varepsilon_{i,t-1}$ 是误差项。β_1 表示上一期家庭照护时长对下一期医疗服务的开支的影响。

（三）实证分析结果

表6-2展示了用于检验工具变量有效性的模型结果。第二列显示，工具变量与第一阶段回归中家庭照护时长之间存在显著的正相关关系，这表明该工具变量能够有效地预测家庭照护的时长，这为后续分析提供了有力的支持。第三列结果进一步表明，该工具变量在预测家庭照护时长方面具有较强的预测能力，进一步验证了其作为有效工具变量的适用性和可靠性。第四列则展示了外生性检验结果，用于评估家庭照护在两阶段模型中的外生性。检验结果显示，在第一阶段模型中，家庭照护对是否使用门诊医疗服务及住院医疗服务存在内生性问题；而在第二阶段模型中，家庭照护对住院医疗服务的开支同样存在内生性问题。根据现有的相关文献，当一个模型的某一部分存在内生性问题而另一部分不存在时，通常需要使用工具变量法对模型的两部分

进行联合估计。① 这些分析结果有效验证了工具变量的合理性与有效性，为后续分析提供了实证的支持。

表 6-2　工具变量的系数、强度及外生性检验

因变量	系数	强度	外生性检验
门诊医疗服务			
是否使用	1.258 (0.329) ***	$F = 10.07$ ***	4.68 **
开支	1.038 (0.372) ***	$F = 8.44$ ***	1.08
住院医疗服务			
是否使用	1.060 (0.370) ***	$F = 9.37$ ***	5.35 **
开支	1.254 (0.572) **	$F = 10.54$ ***	4.22 **

注：*** $p < 0.01$，** $p < 0.05$，* $p < 0.1$。所有模型均控制了所有控制变量。单元格表示系数（标准误）。

表 6-3 展示了家庭照护对门诊医疗服务的影响。研究结果表明，前一期的家庭照护显著降低了下一期门诊医疗服务的使用概率，但对门诊医疗服务开支的影响并未达到显著水平。具体而言，前一期所获家庭照护时长增加 10 小时，会导致下一期使用门诊医疗服务的概率下降 10 个百分点。这一发现提示，家庭照护通过减少老年人对门诊医疗服务的需求，从而间接影响了其门诊医疗服务的利用行为。然而，家庭照护对门诊医疗服务支出的影响并不显著。

表 6-3　家庭照护对门诊医疗服务的影响

变量	门诊医疗服务	
	是否使用	开支
家庭照护的小时数	−0.010 (0.004) **	−0.024 (0.047)
年龄	0.002 (0.002)	0.011 (0.022)

---

① VAN HOUTVEN C H, NORTON E C. Informal Care and Health Care Use of Older Adults [J]. Journal of Health Economics, 2004, 23 (6): 1159-1180.

续表

变量	门诊医疗服务	
	是否使用	开支
性别（参照组：女性）		
男性	−0.026（0.016）	0.125（0.194）
自评健康状况（参照组：否）		
中等	0.021（0.018）	0.076（0.197）
好	−0.001（0.042）	0.027（0.227）
慢性病数量	0.028（0.011）**	0.229（0.072）***
ADL 受限项数	0.111（0.049）**	0.610（0.946）
认知功能	−0.001（0.002）	−0.013（0.020）
吸烟（参照组：否）		
是	0.005（0.014）	−0.189（0.166）
喝酒（参照组：否）		
是	0.007（0.016）	−0.025（0.116）
收入	0.005（0.004）	0.098（0.053）*
受教育程度（参照组：未受教育）		
小学	0.001（0.024）	0.079（0.164）
初中及以上	−0.015（0.038）	−0.005（0.349）
婚姻状况（参照组：其他）		
丧偶	0.025（0.038）	0.064（0.472）
已婚	−0.021（0.057）	−0.035（0.921）
居住安排（参照组：独居）		
与家庭成员同住	0.045（0.026）*	0.437（0.478）
收到的女儿及其配偶的汇款	−0.004（0.002）**	−0.014（0.027）
是否拥有社会医疗保险（参照组：否）		
是	−0.002（0.017）	−0.054（0.144）
居住地（参照组：城市）		
镇	−0.071（0.058）	−0.591（0.512）

变量	门诊医疗服务	
	是否使用	开支
农村	−0.047（0.031）	−0.566（0.296）*
上一期是否使用/开支	0.049（0.057）	0.211（0.069）***

注：*** $p<0.01$，** $p<0.05$，* $p<0.1$。单元格表示边际效应（稳健标准误差）。

表6-4展示了家庭照护对住院医疗服务利用的影响。研究结果表明，家庭照护在显著提高住院医疗服务利用率的同时，也显著增加了住院医疗服务使用者的住院医疗支出。具体而言，前一期所获家庭照护时长增加10小时，会使下一期使用住院医疗服务的概率增加11个百分点，并使住院患者的住院医疗支出增加26%。考虑到住院患者的年均住院医疗支出约为人民币7000元，因此，前一期所获家庭照护时长增加10小时，预计将导致住院患者年住院医疗支出增加约人民币1820元（即7000×26%）。这一结果表明，家庭照护不仅促进了老年人对住院医疗服务的需求，还直接推高了住院医疗支出。

表6-4　家庭照护对住院医疗服务的影响

变量	住院医疗服务	
	是否使用	开支
家庭照护的小时数	0.011（0.002）***	0.026（0.013）**
年龄	−0.002（0.001）***	−0.027（0.007）***
性别（参照组：女性）		
男性	0.007（0.023）	0.135（0.478）
自评健康状况（参照组：否）		
中等	−0.016（0.018）	−0.372（0.611）
好	−0.044（0.022）**	−0.267（0.385）
慢性病数量	−0.007（0.017）	0.119（0.165）
ADL受限项数	−0.126（0.025）***	−0.598（1.864）
认知功能	0.005（0.002）**	0.001（0.034）

续表

变量	住院医疗服务	
	是否使用	开支
吸烟（参照组：否）		
是	−0.017（0.015）	−0.066（0.264）
喝酒（参照组：否）		
是	−0.005（0.015）	0.072（0.179）
收入	0.000（0.005）	0.014（0.163）
受教育程度（参照组：未受教育）		
小学	−0.006（0.025）	0.484（0.158）***
初中及以上	−0.012（0.050）	−0.176（0.544）
婚姻状况（参照组：其他）		
丧偶	−0.015（0.042）	0.676（0.798）
已婚	0.075（0.037）**	1.005（1.464）
居住安排（参照组：独居）		
与家庭成员同住	−0.063（0.017）***	−0.156（0.772）
收到的女儿及其配偶的汇款	0.003（0.002）	0.010（0.044）
是否拥有社会医疗保险（参照组：否）		
是	−0.028（0.020）	−0.153（0.306）
居住地（参照组：城市）		
镇	0.108（0.036）***	0.110（1.348）
农村	0.065（0.034）*	−0.261（0.662）
上一期是否使用/开支	0.060（0.074）	0.276（0.130）**

注：*** $p<0.01$，** $p<0.05$，* $p<0.1$。单元格表示边际效应（稳健标准误差）。

综上所述，通过解决内生性问题后，本章发现家庭照护对不同类型医疗服务的影响存在显著差异。具体而言，增加家庭照护的时长会导致门诊医疗服务的利用频率下降，这表明老年人可能在家庭照护的支持下减少对门诊医疗服务的依赖。然而，家庭照护时长的增加则会显著提升住院医疗服务的利用率，同时，在住院患者中，住院医疗支出也随之增加。这一发现表明，家庭照护在不同医疗服务领域中的作用存在差异，并可能通过不同机制影响老年人对医疗服务的需求及其相关支出。

二、社区照护与医疗服务之间的关系

（一）数据和变量

1. 样本构成

如本节第一小节所述，由于 CLHLS 自 2011 年起开始分别收集门诊服务和住院服务的数据，因此本小节的样本选取至少在 2011 年、2014 年和 2018 年 3 个时间点中接受过两次调查的老年人群体。在剔除居住在养老院的个体样本以及关键变量应答缺失的样本后，最终得到的有效样本量为 6490 个。这一筛选过程确保了样本的代表性和数据的完整性，为后续分析提供了可靠的基础。

2. 变量设置

如本节第一小节所述，本章的核心因变量是老年人医疗服务的利用情况，包括门诊医疗服务和住院医疗服务。CLHLS 通过询问"您过去一年实际花费的门诊医疗费用"和"您过去一年实际花费的住院医疗费用"来收集门诊和住院服务的信息。由于很多样本在过去一年内并没有医疗支出，因此本章为每种医疗服务构建了两个因变量。第一个因变量是分类变量，即受访者是否在去年使用了相应的医疗服务，"没有"赋值为 0，"有"赋值为 1。在使用了医疗服务的人群中，第二个因变量是数值变量，即医疗服务的支出金额。在所有的模型中，我们使用医疗服务支出金额的自然对数来考虑非线性关系。

本章的研究核心自变量是社区照护服务，主要包括日常生活辅助服务和健康照护服务。CLHLS 通过询问"您所在的社区中提供了哪些长期照护服务？"来收集社区照护服务的信息。该问题列举了 8 项具体服务内容，分别为个人日常照护服务、上门看病和送药、情感安慰和定期聊天、日常购物、社交和娱乐活动、法律援助（权益保护）、健康教育以及邻里纠纷处理。受访者对每项服务的提供情况进行"是"或"否"的回答。鉴于个人日常照护服务、上门看病送药、日常购物和健康教育这四类服务与老年人的健康需求紧密相关，本章将重点关注这些服务对医疗服务利用的影响。需要注意的是，

由于 CLHLS 并未提供是否使用了社区照护服务的相关数据，因此本章仅能探讨社区照护服务的可及性对医疗服务利用的影响。基于以往的研究，本章对这四个具体项目进行了分类，以进一步研究不同类型的社区照护服务对医疗服务利用的影响。具体而言，这些分类包括日常生活辅助服务和健康照护服务两个主要变量，其中日常生活辅助服务包括个人日常照护服务和日常购物，而健康照护服务则包括上门看病送药和健康教育。对这些分类变量的定义基于受访者所在社区是否提供其中一项或两项服务。在此分类中，"提供了其中一项或两项服务"被赋值为1，否则为0。例如，在"日常生活辅助服务"这一分类变量中，1 表示"受访者所在社区提供了日常照护服务或（和）日常购物"。

根据已有研究，本章控制了一系列与需求相关的变量，包括年龄、性别、自评健康状况、所患慢性病数量、日常生活功能受限状况、认知功能和家庭照料获取情况；还选取了一系列与社会经济相关的变量予以控制：居住地（城镇或农村）、家庭人均收入、所在省份人均生产总值、受教育程度、婚姻状况、医疗保险状况、子女的经济支持。表 6-5 展示了样本的描述性统计结果。

表 6-5　样本描述性统计

变量名称	百分比/均值（标准差）
门诊服务	
是否使用	
否	24.06
是	75.94
门诊服务开支（样本量=4928）	2232.91（6512.90）
住院服务	
是否使用	
否	68.31
是	31.69
住院服务开支（样本量=2057）	8441.24（15288.90）

变量名称	百分比/均值（标准差）
所在社区提供日常生活辅助服务	
否	88. 79
是	11. 21
所在社区提供健康照护服务	
否	52. 63
是	47. 37
居住地	
农村	53. 83
城镇	46. 17
年龄	84. 11（10. 20）
性别	
女性	53. 38
男性	46. 62
自评健康状况	
差	19. 08
中等	36. 91
好	44. 01
所患慢性病数量	1. 17（1. 37）
日常生活功能受限状况	
否	81. 08
是	18. 92
认知功能	23. 76（8. 11）
是否获得家庭照料	
否	18. 35
无	81. 65
家庭人均收入	14895. 46（17915. 42）
所在省份人均生产总值	47684. 11（20911. 49）

变量名称	百分比/均值（标准差）
受教育程度	
未受教育	81.99
小学及以上	18.01
婚姻状况	
已婚	42.11
其他	57.89
是否有医疗保险	
否	10.06
有	89.94
子女的经济支持	2680.939（4946.11）
总样本量	6490

数据来源：CLHLS 数据。

（二）实证方法

本章采用固定效应模型，以考察个体内部社区照护服务可及性变化对其医疗服务利用变化的影响。简而言之，该模型将每个个体视为其自身的对照组，比较其在社区照护服务可及性达到不同水平时的医疗服务利用结果。该模型的基本假设是，个体内部社区照护服务可及性的变化与其他变量的变化无关，因此，个体在不同时间段的医疗服务利用差异可视为社区照护服务可及性与医疗服务利用关系的估计值。在样本中的所有个体中将这些差异平均，得到"平均处理效应"的估计值，该估计值控制了所有与时间无关的个体特征。因此，固定效应模型能够排除所有不随时间变化的变量对因变量的影响，减小了潜在干扰因素对自变量和因变量关系的影响。固定效应模型利用面板数据的时间维度信息，从而能够综合反映自变量对因变量的影响幅度。模型的具体公式如下所示

$$Pr\ (HC_{it}>0) = \alpha_0+\alpha_1 HACC_{i,t}+\beta_k X_{i,t}^k+\delta_i+\varepsilon_{it}$$

$$Ln\ (HC_{it}\mid HC_{it}>0) = \alpha_0+\alpha_1 HACC_{i,t}+\beta_k X_{i,t}^k+\delta_i+\varepsilon_{it}$$

由于大量样本在过去一年内无医疗支出，本章采用了两部分模型进行分析。第一部分，针对全体样本，模型考察医疗服务利用的概率，Pr $(HC_{it}>0)$ 表示个体 i 在时间点 t 是否使用了医疗服务；第二部分，针对有医疗服务支出的子样本，模型分析其医疗服务开支，Ln $(HC_{it}\mid HC_{it}>0)$ 表示利用了医疗服务的个体 i 在时间点 t 的医疗开支。$HACC_{i,t}$ 表示个体 i 在时间点 t 的社区照护服务的可及性。α_1 表示社区照护服务的可及性与医疗服务利用之间的关系。若为正值，则表明社区照护服务与医疗服务为互补关系，即所在社区提供的某些照护服务会增加老年人的医疗服务利用或开支；若为负值，则表明二者为替代关系，即社区照护服务的可及性降低了个体的医疗服务利用或支出。$X_{i,t}^{k}$ 表示个体 i 在时间点 t 的所有控制变量。δ_i 是个体水平未观测到的异质性。ε_{it} 是误差项。

上述回归模型可能未充分考虑因变量分布中的异质性。为解决这一问题，本章采用分位数回归方法。该方法无须对数据分布做严格假设，能够在数据的不同分位点上提供趋势分析，展现变量关系的全貌。相比传统回归方法，分位数回归可以揭示在非显著平均效应中被隐藏的极端趋势，为变量关系提供更全面的视角，且回归结果更加稳健可靠。具体的模型公式如下所示

$$Q_\theta\ (HC_{it})=\alpha_0\ (\theta)+\alpha_1\ (\theta)\ HACC_{i,t}+\beta_k\ (\theta)\ X_{i,t}^{k}+\delta_i+\varepsilon_{it}$$

其中，HC_{it}、$HACC_{i,t}$、$X_{i,t}^{k}$、δ_i、ε_{it} 与上述模型中所表示的意义相同。α_1 (θ) 表示在第 θ 分位数上，社区照护服务的可及性与医疗服务利用之间的关系。本章报告了第 10、30、50（中位数）、70 和 90 分位数的回归结果。为进一步探讨该关系在城乡之间的差异，本章对上述模型在城乡样本中分别进行了分组回归分析。

（三）实证分析结果

表 6-6 展示了社区照护服务对门诊医疗服务利用和支出的回归分析结果。模型 1、2、3 基于总样本进行回归，重点分析了老年人所在社区是否提供照护服务对其门诊服务利用可能性的影响；模型 4、5、6 则聚焦于已利用门诊服务的患者，探讨了社区是否提供照护服务对其门诊服务支出的影响。在模型 1 中，仅纳入日常生活辅助服务变量及控制变量，结果表明，社区提供日常生活辅助服务对老年人是否利用门诊服务没有显著影响。模型 2 则引入健

康照护服务变量及控制变量，发现健康照护服务同样对门诊服务利用的可能性无显著影响。模型3综合纳入日常生活辅助服务和健康照护服务变量以及控制变量，回归结果依然表明，这两类服务对老年人是否利用门诊服务没有显著影响。进一步分析门诊服务支出的影响，模型4、5和6的结果显示，无论是日常生活辅助服务还是健康照护服务，对门诊服务支出的影响均不显著。具体而言，模型4仅纳入日常生活辅助服务变量，模型5仅包含健康照护服务变量，模型6同时引入两类服务变量及控制变量，三种模型均得出了相同的结论。总体而言，研究结果表明，社区照护服务的可及性无论在门诊服务利用率还是门诊支出上均未产生显著影响。这一发现提示，社区照护服务在支持老年人门诊医疗需求方面可能存在一定的局限性。

表6-6 社区照护服务对门诊医疗服务的影响

变量	是否利用门诊医疗服务			门诊医疗服务开支		
	模型1	模型2	模型3	模型4	模型5	模型6
所在社区提供日常生活辅助服务（参照组：否）						
是	1.103 (0.431)	—	1.016 (0.405)	−0.000 (0.209)	—	−0.004 (0.214)
所在社区提供健康照护服务（参照组：否）						
是	—	1.494 (0.372)	1.462 (0.369)	—	0.008 (0.135)	0.008 (0.139)

注：*** $p<0.01$，** $p<0.05$，$^{*}p<0.1$。模型1、2、3为逻辑斯蒂固定效应模型，其中的单元格为发生比（标准误）。模型4、5、6为线性固定效应模型，其中的单元格为系数（标准误）。上述模型均已控制了所有控制变量。

表6-7展示了社区照护服务对住院医疗服务利用和支出的回归分析结果。结果显示，社区是否提供日常生活辅助服务对老年人住院的可能性及住院患者的住院开支并无显著影响。然而，健康照护服务的提供增加了老年人住院的可能性，但降低了住院患者的住院开支。具体而言，模型2表明，在控制变量后，与所在社区未提供健康照护服务的老年人相比，居住在提供健康照护服务的社区中，老年人住院的可能性增加了0.755个单位。模型3进一步控制了其他变量及日常生活辅助服务变量后，该关联虽略有下降，但仍呈显

著正相关。此外，模型 5 的结果显示，在控制其他变量后，社区提供健康照护服务会使住院患者的住院开支减少 0.732 个单位。模型 6 在进一步纳入日常生活辅助服务变量后，该系数的绝对值有所增加，且仍保持显著负相关。综上所述，结果表明社区健康照护服务的可及性与老年人住院的可能性之间呈现互补关系，但与住院开支之间则表现出替代关系。

表6-7　社区照护服务对住院医疗服务的影响

变量	是否利用住院医疗服务			住院医疗服务开支		
	模型 1	模型 2	模型 3	模型 4	模型 5	模型 6
所在社区提供日常生活辅助服务（参照组：否）						
是	1.262 （0.456）	—	1.028 （0.389）	0.215 （0.490）	—	0.292 （0.482）
所在社区提供健康照护服务（参照组：否）						
是	—	1.755 （0.438）**	1.750 （0.450）**	—	−0.732 （0.358）**	−0.749 （0.360）**

注：*** $p<0.01$，** $p<0.05$，* $p<0.1$。模型 1、2、3 为逻辑斯蒂固定效应模型，其中的单元格为发生比（标准误）。模型 4、5、6 为线性固定效应模型，其中的单元格为系数（标准误）。上述模型均已控制了所有控制变量。

为了更深入地了解社区照护服务对医疗服务利用在不同条件分布分位点上的影响，本章进一步进行了固定效应分位数回归分析。表 6-8 展示了社区照护服务对医疗服务利用在 10 分位点、30 分位点、50 分位点（中位数）、70 分位点和 90 分位点上的分位数回归结果。结果表明，在门诊服务方面，无论是日常生活辅助服务还是健康照护服务，都未对不同分位点上的门诊服务利用水平和支出水平产生显著影响；而在住院服务方面，日常生活辅助服务对住院服务的利用水平和支出水平无显著影响，但健康照护服务的可及性显著提高了老年人住院的可能性，并降低了住院患者的住院开支，尤其在住院可能性较高或住院开支较高的老年人中更为显著。具体来看，在 10 分位点和 30 分位点，社区是否提供健康照护服务对老年人是否住院及其住院开支无显著影响。然而，在 50 分位点、70 分位点和 90 分位点上，社区健康照护服务的可及性对老年人住院的可能性有显著正向影响，且随着分位点的增加，回归系数的绝对值逐渐增大。对住院患者而言，10 分位点和 30 分位点上健康照护服务的可及性对住院开支无显著影响，但在 50 分位点、70 分位点和 90 分位点上，健康照护服务的可及性显著降低了住院患者的住院开支，且随着分位点增加，该负向回归系数的绝对值略有下降。

表 6-8 社区照护服务对不同分位点上医疗服务利用的影响

是否利用门诊医疗服务				
变量	0.1	0.3	0.5	0.7	0.9
所在社区提供日常生活辅助服务（参照组：否）				
是	−0.053 (0.171)	−0.051 (0.157)	−0.039 (0.047)	−0.033 (0.055)	−0.032 (0.060)
所在社区提供健康照护服务（参照组：否）				
是	0.044 (0.111)	0.044 (0.102)	0.046 (0.031)	0.046 (0.036)	0.047 (0.039)
门诊医疗服务开支				
变量	0.1	0.3	0.5	0.7	0.9
所在社区提供日常生活辅助服务（参照组：否）				
是	0.015 (0.685)	0.014 (0.694)	−0.005 (0.952)	−0.022 (1.220)	−0.023 (1.235)
所在社区提供健康照护服务（参照组：否）				
是	−0.006 (0.477)	−0.005 (0.483)	0.010 (0.663)	0.022 (0.850)	0.022 (0.860)
是否利用住院医疗服务				
变量	0.1	0.3	0.5	0.7	0.9
所在社区提供日常生活辅助服务（参照组：否）				
是	0.000 (0.090)	0.001 (0.088)	0.003 (0.052)	0.005 (0.064)	0.006 (0.067)
所在社区提供健康照护服务（参照组：否）				
是	0.067 (0.060)	0.068 (0.058)	0.078 (0.035)**	0.085 (0.042)**	0.086 (0.044)**

续表

住院医疗服务开支				
变量	0.1	0.3	0.5	0.7	0.9
所在社区提供日常生活辅助服务（参照组：否）				
是	0.292 (0.797)	0.292 (0.781)	0.293 (0.390)	0.293 (0.469)	0.293 (0.477)
所在社区提供健康照护服务（参照组：否）				
是	−0.768 (0.566)	−0.768 (0.555)	−0.740 (0.277)***	−0.730 (0.333)**	−0.730 (0.339)**

注：*** $p<0.01$，** $p<0.05$，* $p<0.1$。单元格均为系数（标准误）。上述模型均已控制了所有控制变量。

为了进一步探究社区照护服务对医疗服务利用的城乡差异，本章对城乡样本分别进行了固定效应模型分析。表6-9的结果显示，无论是日常生活辅助服务还是健康照护服务，对农村老年人的医疗服务利用均未产生显著影响。然而，在城镇社区提供健康照护服务显著增加了老年人住院的可能性，并减少了住院患者的住院开支。具体而言，在提供健康照护服务的城镇社区中，老年人的住院可能性增加了1.347个单位，住院患者的住院开支减少了1.311个单位，均显著高于总样本的平均水平。

表6-9 社区照护服务对医疗服务的影响（城乡对比）

变量	是否利用门诊医疗服务		门诊医疗服务开支	
	城镇	农村	城镇	农村
所在社区提供日常生活辅助服务（参照组：否）				
是	3.263（2.890）	0.618（0.418）	0.276（0.337）	0.174（0.394）
所在社区提供健康照护服务（参照组：否）				
是	1.585（0.697）	1.916（1.093）	−0.043（0.219）	0.151（0.281）
变量名称	是否利用医疗住院服务		住院医疗服务开支	
	城镇	农村	城镇	农村

	是否利用门诊医疗服务		门诊医疗服务开支	
所在社区提供日常生活辅助服务（参照组：否）				
是	1.751（1.216）	1.246（0.928）	0.530（0.667）	−0.464（1.287）
所在社区提供健康照护服务（参照组：否）				
是	2.347（1.041）**	2.222（1.295）	−1.311（0.505）**	0.699（1.247）

注：*** $p<0.01$，** $p<0.05$，* $p<0.1$。"是否利用门诊、住院医疗服务"为逻辑斯蒂固定效应模型，其中的单元格为发生比（标准误）。"门诊、住院医疗服务开支"为线性固定效应模型，其中的单元格为系数（标准误）。上述模型均已控制了所有控制变量。

综上所述，本章利用 2011 年、2014 年、2018 年 CLHLS 数据，探讨了社区照护服务的可及性对老年人医疗服务利用的影响，并在此基础上对不同类型的社区照护服务、医疗服务以及城乡差异进行了深入的比较分析。研究结果表明，在门诊服务方面，无论是日常生活辅助服务还是健康照护服务，都未能显著影响门诊服务的利用水平和支出水平。在住院服务方面，日常生活辅助服务对住院服务的利用水平和支出水平并未产生显著影响，但社区提供健康照护服务则显著提高了老年人住院的可能性，并有效降低了住院患者的住院开支。尤其值得注意的是，这一影响在医疗负担较重的老年人群体中，以及城镇老年人群体中表现得更加显著。

第四节 总结与讨论

一、家庭照护与医疗服务之间的关系

（一）研究发现

本章第一节研究了成年子女提供的家庭照护对中国老年人医疗服务利用的影响。通过控制内生性问题后，研究发现家庭照护的影响在不同类型的医疗服务之间存在差异。具体而言，更多的家庭照护时间会减少老年人对门诊医疗的需求，而更多的家庭照护时间则会增加住院医疗的使用频率和住院费用支出。这一结果表明，家庭照护在不同医疗服务中的作用具有显著的异质性。

本章研究表明，家庭照护对门诊医疗和住院医疗的影响存在显著差异，这一发现与部分相关研究结果相一致。家庭照护可能作为门诊医疗的替代方式，因为它能够有效减少健康问题的发生概率。例如，家庭照护者能够帮助老年人更好地管理健康状况，从而降低老年人对门诊就诊的需求。家庭照护者通常也会协助老年人完成日常生活任务，如进食、监测药物使用、提供陪伴以及关注老年人的整体健康，这些因素有助于改善老年人的健康结果。本章通过使用工具变量方法解决了可能的内生性问题，进一步验证了家庭照护对门诊医疗利用的显著影响，并且这一结果与已有研究一致，表明家庭照护能够减少老年人对门诊医疗的需求，从而导致门诊医疗的利用频率下降。

此外，本章研究发现，家庭照护增加了住院医疗的利用，这一结果得到了其他相关研究的支持。这一发现表明，家庭照护可能不仅仅是门诊医疗的替代品，实际上，它更可能作为住院医疗的补充。研究表明，成年子女可能作为老年人的代理人，帮助老年人获得更为先进的医疗治疗。子女能够及时察觉父母的健康需求，通知医生并确保老年父母在医院获得必要的治疗。有研究发现，有家人陪伴的老年人住院概率更高，并且与没有家人陪伴的老年人相比，他们的住院时间也通常较长。① 对那些患有严重功能性或认知障碍的老年人来说，子女在做出医疗决策方面发挥着至关重要的作用，他们不仅帮助父母获得所需要的医疗服务，还能确保老年人在医院得到持续的专业医疗照护。

（二）政策建议

本章的研究发现对于中国当前长期照护体系的政策制定具有重要意义，尤其是在公共卫生支出迅速增长的背景下。研究表明，中国高龄老年人群体在 2005 年至 2014 年期间，每周接受的家庭照护小时数增加了 11 小时，其中

---

① 余央央，封进. 家庭照料对老年人医疗服务利用的影响 [J]. 经济学（季刊），2018，17（3）：923-948.

近 15% 的老年人在这一时期报告称，来自子女或孙辈的照护时间增加了 70 小时。[①] 这一发现揭示了家庭照护在老年人照护体系中的日益重要性，尤其是在当前人口老龄化及医疗资源紧张的情况下。本章的研究进一步表明，鼓励家庭照护的政策可能有助于减少门诊医疗服务的利用频率。虽然家庭照护通常被视为无偿服务，但这一照护形式所带来的实际益处和照护者所面临的机会成本不容忽视。例如，某些欧洲国家通过现金支付的方式来激励家庭照护，这一做法在一些国家取得了较高的家庭照护参与率。现金支付不仅可以补偿照护者因照护而失去的劳动收入，还能有效降低医疗服务的使用频率，从而有助于减轻公共卫生支出压力。[②] 然而，值得注意的是，尽管家庭照护为个人和政府带来了经济效益，但过度依赖家庭照护可能会对个人和政府产生负面影响。研究表明，家庭照护的高强度负担可能会导致照护者收入减少，进而影响其就业前景，对照护者的整体福祉产生不利影响，并可能加重政府财政负担。[③] 因此，在推动家庭照护政策的同时，政府应充分考虑照护者的经济与社会福祉，避免过度依赖家庭照护，保障照护者的权益。政策制定者应平衡促进家庭照护与增加公共资助的社区照护服务之间的关系，确保照护体系的可持续性与公平性。

本章的研究结果还表明，家庭照护不仅会增加住院医疗的利用频率，还会导致住院医疗费用的增加，这一发现再次强调了家庭照护在防止老年人放弃必要医疗服务方面发挥的重要作用。具体来说，家庭照护者能够帮助老年人挂号，主动向医生说明健康需求，确保老年人接受必要的筛查并获得及时的专业治疗。这一过程不仅有助于提高老年人接受医疗服务的质量，还能减少因延误治疗而导致的健康风险。除了鼓励家庭照护外，本章还强调，在照

---

① HU B. Trajectories of Informal Care Intensity among the Oldest-Old Chinese [J]. Social Science and Medicine, 2020, 266 (8): 113338.

② WANG Y X, YANG W, AVENDANO M. Does Informal Care Reduce Health Care Utilisation in Older Age? Evidence from China [J]. Social Science and Medicine, 2022 (306): 15123.

③ JACOBS J C, LILLY M B, COYTE P C, et al. The Fiscal Impact of Informal Caregiving to Home Care Recipients in Canada: How the Intensity of Care Influences Costs and Benefits to Government [J]. Social Science and Medicine, 2013 (81): 102 - 109; SKIRA M M. Dynamic Wage and Employment Effects of Elder Parent Care [J]. International Economic Review, 2015, 56 (1): 63-93.

护负担加重且老年人需要更多专业帮助时，政府应出台更多支持照护者的政策。政策制定者应充分考虑家庭成员在照护过程中的负担，平衡家庭照护与社区照护服务之间的关系，尤其是在老年人口日益增加、照护需求不断上升的背景下。例如，政府应提供日间照护、喘息照护以及心理辅导服务等支持，以减轻家庭照护者的压力并提高老年人的整体生活质量。在欧洲一些国家，政府已经采取了社区照护与家庭照护相结合的混合模式，通过专业社区工作者与家庭照护者的协作互补，增强了整体长期照护体系的有效性。[①] 中国可以借鉴这些经验，采取类似的措施，确保照护负担不会完全由家庭照护者承担，从而提升家庭照护的可持续性，保障老年人获得更全面、更平衡的照护服务。

二、社区照护与医疗服务之间的关系

（一）研究发现

本章第二节使用了 2011 年、2014 年、2018 年 CLHLS 数据，探讨了社区照护服务对老年人医疗服务利用的影响。研究结果显示，在门诊服务方面，无论是日常生活辅助服务还是健康照护服务，都未显著影响老年人门诊服务的利用水平和支出水平。在住院服务方面，日常生活辅助服务对不同类型的住院服务的利用水平和支出水平没有显著影响，但社区提供的健康照护服务显著增大了老年人住院的可能性，并且降低了住院患者的住院开支。这一影响在医疗负担较重或城镇老年人群体中表现得尤为显著。

本章的研究发现，社区健康照护服务的可及性与住院可能性之间呈现互补关系，但与住院开支之间则呈现替代关系。近年来，中国的社区健康照护服务得到了迅速发展和改进，旨在应对日益增加的老年人口以及慢性病患者的需求。为此，政府采取了一系列政策措施，包括提供财政支持、扩展医保报销范围，并鼓励社区照护服务的多元化和服务范围的扩大，以提高社区健康照护服务的可及性和质量。这些服务形式多样，涵盖了居家护理、健康咨询和康复服务等领域。随着社区医疗设备和技术的不断提升，以及护理人员

---

① VAN EENOO L, DECLERCQ A, ONDER G, et al. Substantial Between-Country Differences in Organising Community Care for Older People in Europe – A Review [J]. European Journal of Public Health, 2016, 26 (2): 213-219.

专业技能的不断增强，社区照护人员能够更及时地发现老年患者的健康问题，并协助他们寻求进一步的医疗服务，从而增加了老年人住院的可能性。然而，由于社区中专业护士和康复治疗师的逐步增多，老年人在术后恢复期间可以直接选择在社区接受高质量的医疗护理服务，这有效缩短了住院期间的康复护理时长，从而降低了住院费用。因此，本章的研究结论在一定程度上反映了中国社区健康照护服务的迅速进步，以及这些改进如何在提高老年人医疗服务可及性的同时，降低老年人的住院经济负担。

然而，值得注意的是，本章还发现社区健康照护服务的效果在城乡之间存在显著差异。这一差异主要源于城乡地区在社区健康照护服务发展上的不平衡，具体表现在资源分配、服务范围与质量、医疗人才、设备与技术水平以及财政支持等方面的显著差距。政府通常会在城镇地区投入更多的财政资金，促进其与私营部门的合作，提供更为丰富的医疗资源和设备，如诊所、专业医护人员等，并利用远程医疗技术、智能医疗设备及电子健康记录等现代技术，提供更为多样化且高质量的健康照护服务。相比之下，农村地区的社区健康照护服务往往面临资源和技术的短缺，二者服务质量和可及性存在较大差距。此外，由于长期照护保险体系尚未在全国范围内实现统一，城乡老年人在社区照护服务的报销范围和额度上存在差异，这进一步加剧了服务的不平等。因此，农村老年人相比于城镇老年人，接受高质量社区照护服务的机会较少，受益也较为有限。

（二）政策建议

本章的结论对当前中国社区照护服务的发展具有重要启示。鉴于社会化照护服务有助于减轻老年人的医疗负担，尤其是对于那些医疗负担较重的患者，这种替代作用表现得更加显著，因此，政府应加大对社区照护服务的投入力度，重点关注社区服务人员的培训和福利，提升公众对其贡献的认知与认可，并提供更多的经济支持。以烟台为例，该地区社区服务人员的平均薪酬低于当地的平均水平，这一现象表明，社区照护服务人员的待遇亟须改善。英国政府提出，社区服务人员的工资应高于国家最低工资标准。中国可以借鉴类似的做法，通过提高薪酬标准和改善工作条件来激励社区服务人员的积极性。

　　此外，中央政府应特别关注经济困难的农村地区，为这些地区的社区照护服务发展提供更多的财政支持。长期照护保险体系应在试点地区的基础上进一步扩大覆盖范围，尤其是要将农村居民纳入其中，特别是那些面临高额护理成本的群体。尽管青岛市政府已将农村居民纳入补贴护理的资格标准，但补贴金额仍低于平均护理费用，未来亟须进一步增加社会福利以为农村居民提供更全面的保障。① 与此同时，农村地区应加强专业服务人员的培训体系建设，以提高照护服务的质量。美国南卡罗来纳州政府已经建立了专门的社区工作人员培训计划、认证和职业晋升委员会。② 中国农村地区可以借鉴这一经验，建立类似的培训机制，以提升社区照护服务人员的专业水平，缩小城乡之间社会化照护服务的差距。

（三）局限性

　　尽管本章的研究在一定程度上取得了积极的研究成果，但仍存在若干局限性。首先，CLHLS 数据未提供纵向加权，这可能对分析结果的准确性产生一定影响。然而，有研究团队指出，在进行回归分析时，如果控制了年龄、性别和城乡居住地等基本变量，缺失的纵向权重数据对结果的影响并不显著。因此，这一局限性对研究结论的有效性并未造成重大干扰。其次，关于长期照护服务和医疗服务的数据完全依赖于受访者的自我报告，这可能引入回忆偏差和误填的风险，尤其是在老年人记忆力衰退的情况下，可能导致对服务使用情况和开支水平的估计不够准确。这一问题对于结果的准确性和可靠性构成了一定的挑战。最后，关于社区照护服务的具体信息，CLHLS 仅收集了社区是否提供某项照护服务的信息，但未涉及老年人是否实际使用这些服务以及相关的开支数据。因此，未来研究可以通过更全面的数据收集，深入探讨社区照护服务的实际使用情况，以及其对老年人健康、医疗需求和生活质量的具体影响。

---

① YANG W, HE A J W, FANG L J, et al. Financing Institutional Long-Term Care for the Elderly in China: A Policy Evaluation of New Models [J]. Health Policy and Planning, 2016, 31 (10): 1391-1401.

② SMITHWICK J, NANCE J, COVINGTON-KOLB S, et al. "Community Health Workers Bring Value and Deserve to Be Valued Too:" Key Considerations in Improving CHW Career Advancement Opportunities [J]. Frontiers in Public Health, 2023 (11): 1036481.

　　尽管存在这些局限性，本章仍为深入理解长期照护服务与医疗服务之间的关系提供了有益的视角，并为相关政策的制定和实施提供了参考依据。特别是在推动养老服务均等化、优化资源配置以及提升社区照护服务质量方面，本章的研究发现具有一定的理论意义和实践价值。

参考文献

一、中文文献

（一）期刊

[1] 程明梅，杨华磊．中国城镇失能老年人口规模及养老服务需求预测 [J]．北京社会科学，2024（3）．

[2] 杜鹏，董亭月．老龄化背景下失智老年人的长期照护现状与政策应对 [J]．河北学刊，2018，38（3）．

[3] 杜鹏，王永梅．中国老年人社会养老服务利用的影响因素 [J]．人口研究，2017，41（3）．

[4] 和明杰．中国与世界人口老龄化进程及展望对比研究 [J]．老龄科学研究，2023，11（12）．

[5] 胡宏伟，李延宇．中国农村失能老年人照护需求与成本压力研究 [J]．中国人口科学，2021（3）．

[6] 黄枫，傅伟．政府购买还是家庭照料？——基于家庭照料替代效应的实证分析 [J]．南开经济研究，2017（1）．

[7] 黄石松，孙书彦．我国社区居家养老的发展历程、现实困境与路径优化 [J]．中国国情国力，2021（10）．

[8] 林莞娟，王辉，邹振鹏．中国老年护理的选择：非正式护理抑或正式护理——基于 CLHLS 和 CHARLS 数据的实证分析 [J]．上海财经大学学报，2014，16（3）．

[9] 刘军，程毅．老龄化背景下失能老人长期照护社会政策设计 [J]．

云南民族大学学报（哲学社会科学版），2017，34（4）.

［10］彭希哲，宋靓珺，黄剑焜．中国失能老人长期照护服务使用的影响因素分析：基于安德森健康行为模型的实证研究［J］．人口研究，2017，41（4）.

［11］施博文，熊巨洋．慢性病共病对中国老年人健康相关生命质量的影响研究［J］．人口与发展，2024，30（1）.

［12］佟新，周旅军．就业与家庭照顾间的平衡：基于性别与职业位置的比较［J］．学海，2013（2）.

［13］王萍，高蓓．代际支持对农村老年人认知功能发展趋势影响的追踪研究［J］．人口学刊，2011（3）.

［14］王萍，李树茁．代际支持对农村老人生活自理能力的纵向影响［J］．人口与经济，2011（2）.

［15］王萍，李树茁．代际支持对农村老年人生活满意度影响的纵向分析［J］．人口研究，2011，35（1）.

［16］徐小兵，李迪，孙扬，等．基于关联规则的中国老年人慢性病共病分析［J］．中国慢性病预防与控制，2021，29（11）.

［17］余央央，封进．家庭照料对老年人医疗服务利用的影响［J］．经济学（季刊），2018，17（3）.

二、英文文献

（一）著作

［1］COSTA-FONT J. Reforming Long-Term Care in Europe ［M］. Oxford：Wiley-Blackwell, 2011.

［2］DYSON T. Population and Development：The Demographic Transition ［M］. London：Zed Books Ltd, 2013.

［3］JAGGER C, CRIMMINS E M, SAITO Y, et al. International Handbook of Health Expectancies ［M］. Cham：Springer International Publishing, 2020.

［4］ZENG Y. Family Dynamics in China：A Life Table Analysis ［M］. Wisconsin：The University of Wisconsin Press, 1991.

（二）期刊

[1] BALIA S, BRAU R. A Country for Old Men? Long - Term Home Care Utilization in Europe [J]. Health Economics, 2004, 23 (10).

[2] CARRINO L, ORSO C E, PASINI G. Demand of Long-Term Care and Benefit Eligibility across European Countries [J]. Health Economics, 2018, 27 (8).

[3] CHEN L, HAN W-J. Shanghai: Front-Runner of Community-Based Eldercare in China [J]. Journal of Aging and Social Policy, 2016, 28 (4).

[4] CHOI N G, HA J-H. Relationship between Spouse/Partner Support and Depressive Symptoms in Older Adults: Gender Difference [J]. Aging and Mental Health, 2011, 15 (3).

[5] COHEN S, WILLS T A. Stress, Social Support, and the Buffering Hypothesis [J]. Psychological Bulletin, 1985, 95 (2).

[6] De BRITO T R P, PAVARINI S C L. The Relationship between Social Support and Functional Capacity in Elderly Persons with Cognitive Alterations [J]. Revista Latino-Americana de Enfermagem, 2012, 20 (4).

[7] DESAI M M, LENTZNER H R, WEEKS J D. Unmet Need for Personal Assistance with Activities of Daily Living among Older Adults [J]. The Gerontologist, 2001, 41 (1).

[8] EVERARD K M, LACH H W, FISHER E B, et al. Relationship of Activity and Social Support to the Functional Health of Older Adults [J]. The Journals of Gerontology, Series B, Psychological Sciences and Social Sciences, 2000, 55 (4).

[9] FENG Z L, LIU C, GUAN X P, et al. China's Rapidly Aging Population Creates Policy Challenges in Shaping a Viable Long-Term Care System [J]. Health Affairs (Project Hope), 2012, 31 (12).

[10] FIORI K L, MCILVANE J M, BROWN E E, et al. Social Relations and Depressive Symptomatology: Self-Efficacy as a Mediator [J]. Aging and Mental Health, 2006, 10 (3).

［11］FOLSTEIN M F, FOLSTEIN S E, MCHUGH P R. "Mini - Mental State". A Practical Method for Grading the Cognitive State of Patients for the Clinician ［J］. Journal of Psychiatric Research, 1975, 12 (3).

［12］GOLDEN J, CONROY R M, LAWLOR B A. Social Support Network Structure in Older People: Underlying Dimensions and Association with Psychological and Physical Health ［J］. Psychology, Health and Medicine, 2009, 14 (3).

［13］GUI S M, CHEN J L. Average Life Expectancy of the Chinese Population in 1949—2019: Trends, Contributors and Prospects ［J］. China Population and Development Studies, 2020, 3 (2).

［14］HU B, LI B, WANG J, et al. Home and Community Care for Older People in Urban China: Receipt of Services and Sources of Payment ［J］. Health and Social Care in the Community, 2020, 28 (1).

［15］HU B, LI L. The Protective Effects of Informal Care Receipt Against the Progression of Functional Limitations Among Chinese Older People ［J］. The Journals of Gerontology, Series B, Psychological Sciences and Social Sciences, 2020, 75 (5).

［16］HU B, MA S. Receipt of Informal Care in the Chinese Older Population ［J］. Ageing and Society, 2016, 38 (4).

［17］HU B. Trajectories of Informal Care Intensity among the Oldest−Old Chinese ［J］. Social Science and Medicine, 2020, 266 (8).

［18］KATZ S, DOWNS T D, CASH H R, et al. Progress in Development of the Index of ADL ［J］. The Gerontologist, 1970, 10 (1).

［19］LAI D W L. Filial Piety, Caregiving Appraisal, and Caregiving Burden ［J］. Research on Aging, 2010, 32 (2).

［20］LAWTON M P, BRODY E M. Assessment of Oder People: Self−Maintaining and Instrumental Activities of Daily Living ［J］. The Gerontologist, 1969, 9 (3).

［21］LIN I−F, WU H−S. Does Informal Care Attenuate the Cycle of ADL/IADL Disability and Depressive Symptoms in Late Life? ［J］. Journals of Gerontology,

Series B, Psychological Sciences and Social Sciences, 2011, 66 (5).

[22] LU J H, LIU Q. Four Decades of Studies on Population Aging in China [J]. China Population and Development Studies, 2019, 3 (4).

[23] MOORE J. Perceived Functional Social Support and Self-Rated Health: The Health Promoting Effects of Instrumental Support for the Irish Community in London [J]. Journal of Immigrant and Minority Health, 2019, 21 (5).

[24] SU Q, WANG H, FAN L J. The Impact of Home and Community Care Services Pilot Program on Healthy Aging: A Difference - In - Difference with Propensity Score Matching Analysis from China [J]. Archives of Gerontology and Geriatrics, 2023 (110).

[25] VAN HOUTVEN C H, NORTON E C. Informal Care and Health Care Use of Older Adults [J]. Journal of Health Economics, 2004, 23 (6).

[26] VAN HOUTVEN C H, NORTON E C. Informal Care and Medicare Expenditures: Testing for Heterogeneous Treatment Effects [J]. Journal of Health Economics, 2008, 27 (1).

[27] VERBRUGGE L M. Disability Experience and Measurement [J]. Journal of Aging and Health, 2016, 28 (7).

[28] WANG Y X, WU B, YANG W. Can Formal Home and Community - Based Care Substitute Informal Care? Evidence from Chinese Longitudinal Healthy Longevity Survey [J]. BMC Geriatrics, 2024, 24 (1).

[29] WANG Y X, YANG W. Does Receiving Informal Care Lead to Better Health Outcomes? Evidence from China Longitudinal Healthy Longevity Survey [J]. Research on Aging, 2022, 44 (7—8).

[30] WANG Y, YANG W, AVENDANO M. Does Informal Care Reduce Health Care Utilisation in Older Age? Evidence from China [J]. Social Science and Medicine (1982), 2022 (306).

[31] WANG Y, YANG W, AVENDANO M. Income-Related Inequalities in Informal Care: Evidence from the Longitudinal Healthy Longevity Survey in China [J]. Journals of Gerontology, Series B, Psychological Sciences and Social

Sciences, 2021, 76 (8).

[32] YANG J H, DU S H. Family Change in China: A-70 Year Perspective [J]. China Population and Development Studies, 2021, 4 (2).

[33] YANG W, HE A J W, FANG L J, et al. Financing Institutional Long-Term Care for the Elderly in China: A Policy Evaluation of New Models [J]. Health Policy and Planning, 2016, 31 (10).

[34] ZENG Y. Chinese Longitudinal Healthy Longevity Survey and Some Research Findings [J]. Geriatrics and Gerontology International, 2004, 4 (S1).

[35] ZUNZUNEGUI M V, BÉLAND F, OTERO A. Support from Children, Living Arrangements, Self-Rated Health and Depressive Symptoms of Older People in Spain [J]. International Journal of Epidemiology, 2001, 30 (5).

(三) 其他

[1] World Population Prospects 2024 [R]. New York: United Nations, 2024.